王陇德总主编　　　　健康9元书系列

宝宝长牙和换牙

麻健丰　梅丽琴　编著

金盾出版社

内 容 提 要

全书共分六部分，分别介绍了有关牙齿的基本知识、宝宝长牙、换牙、蛀牙以及其他常见口腔知识和日常生活中对口腔的认识误区，涉及内容具有广泛的代表性和普遍性。本书力求内容新颖、科学实用，语言通俗易懂。适合那些将要或正在养育宝宝的年轻父母、爷爷奶奶、家政健康咨询人员、刚从事口腔专业的医务人员和医学生以及关心宝宝健康成长的社会大众阅读。

图书在版编目(CIP)数据

宝宝长牙和换牙/麻健丰，梅丽琴编著．-- 北京：金盾出版社，2012.5

（健康9元书系列/王陇德总主编）

ISBN 978-7-5082-7611-3

Ⅰ.①宝… Ⅱ.①麻…②梅… Ⅲ.①乳牙—保健—基本知识 Ⅳ.①R788

中国版本图书馆CIP数据核字(2012)第082311号

金盾出版社出版、总发行

北京太平路5号（地铁万寿路站往南）

邮政编码：100036 电话：68214039 83219215

传真：68276683 网址：www.jdcbs.cn

北京天宇星印刷厂印刷、装订

各地新华书店经销

开本：787×930 1/32 印张：3.5 字数：50千字

2012年5月第1版第1次印刷

印数：1～50 000册 定价：9.00元

序

随着经济的发展，时代的进步，医疗卫生水平的提高，我国疾病谱发生了很大变化，预防为主的观念也在变化。过去讲预防为主，主要是预防传染病，因为传染病是当时居民的主要死亡因素。近些年来，虽然传染病得到有效控制，可是脑卒中、冠心病、高血压、糖尿病等慢性病却成为影响居民健康的主要因素。2008年公布的“我国居民第三次死因抽样调查结果”显示，脑血管病已成为我国国民第一位的死亡原因，死亡率是欧美国家的4～5倍、日本的3.5倍，甚至高于泰国、印度等发展中国家。《中国心血管病报告2010》显示，目前全国有高血压患者2亿人，成为严重威胁我国人民健康的主要疾病。然而，我国人群高血压的知晓率、治疗率和控制率仅分别为30.2%、24.7%和6.1%，仍处于较低水平。高血压不仅是一个独立的疾病，也是脑卒中、冠心病、肾衰竭和眼底病变的主要危险因素。高血压患者还常常伴有糖尿病等慢性疾患。

当前，造成我国国民慢性疾病上升的主要原因有：

不健康的生活方式：除了平均寿命延长以外，另一个主要原因就是长期不健康的生活方式。不健康的生活方式助长了慢性病的高发和威胁。很多人长期大鱼大肉，摄入过多的热能，加之不良的生活习惯，如过量饮酒、吸烟、身体活动不足，导致肥胖、血管硬化等。这些都是慢性疾病的主要危险因素。

健康素养水平较低：人民的健康知识并未随着生活水平的提高而增多。中国健康教育中心（卫生部新闻宣传中心）公布的我国首次居民健康素养调查结果显示，我国居民具备健康素养的总体水平为6.48%，即每100人中仅有不到7人具备健康素养。本次调查就科学健康观、传染病预防、慢性病预防、安全与急救、基本医疗5类健康问题相关素养现状进行了分析。结果表明，慢性病预防素养水平最低，仅为4.66%。

养生保健中的误区：由于健康知识的不足，人们在养生保健中的误区也十分常见，如蛋黄里含有大量的胆固醇，血脂高的人群不能吃蛋黄；水果是零食，可吃可不吃；爬山是中老年人最好的锻炼；闻鸡起舞，中老年人晨练好处多等。这些误区不仅起不到保健的作用，而且可能造成对健康的损害。

由此可见，改变人们不科学的生活方式，提高群众的健康知识水平显得尤其重要。金盾出版社邀我组织编写一套防病治病和养生保健类的科普图书。《健康9元书系列》正是秉承了这一使命，将深奥的医学科学知识转化为通俗易懂的老百姓的语言，将科学的健康知识呈现给大家，正确指导群众的保健行为。《健康9元书系列》共50种，编写此套系列丛书的50余位作者中，既有胡大一、洪昭光、向红丁等一批全国知名的大专家，也有活跃在基层医院临床第一线的中青年专家。他们都拥有扎实的医学理论基础和丰富的临床经验。更为难能可贵的是，他们除了做好自己的医疗、教学和科研工作以外，都热衷于健康科普宣传工作，花费了大量的业余时间编写这套系列丛书。这套系列书从常见病的防治到科学的养生保健方法，从慢性疾病的营养配餐到心理保健，涉及面广，实用性强，让读者看得懂，学得会，用得上。希望通过《健康9元书系列》的出版，为我国民众的健康知识教育和健康水平的提高贡献一份力量。

中华预防医学会会长
中国工程院院士

2012年4月于北京

前 言

“小孩牙齿反正迟早要换掉的，所以牙齿蛀虫了，不要紧，无需处理”。或许，你周围的亲朋好友正为你家宝宝牙齿问题该如何处理而“出谋划策”，甚至你自己也是这么认为的。那么，本书值得你翻一翻，了解一下有关宝宝成长过程中口腔牙齿方面的知识和日常生活中存在的误区。否则，一些口腔方面的认识误区会影响宝宝的生长发育及正常的生理功能，导致营养不良、牙齿排列不齐、脸部发育受限或不对称等不良后果而影响美观。

本书根据家长朋友们对宝宝口腔护理知识的渴求，结合儿童口腔医师在临床接诊过程中经常碰到的患儿家长关心又易误解的问题，加以整理汇总而成。全书共分六部分，分别介绍了有关牙齿的基本知识、宝宝长牙、换牙、蛀牙，以及其他常见口腔知识和日常生活中对口腔的认识误区，涉及内容具有广泛的代表性和普遍性。本书在编写过程中力求内容新颖、科学实用，语言通俗易懂。适合那些将要或正在养育宝宝的年轻父母、爷爷奶奶、家政健康咨询人员、刚从事口腔专业的医务人员和医学生，以及关心宝宝健康成长的社会大众阅读。

本书的编写得到温州医学院附属口腔医院儿童口腔医学教研室各位老师的大力支持和通力合作，在此一并感谢。由于编者学术水平的局限性，本书在选题和内容方面难免有疏漏和不当之处，恳请大家不吝指正。

麻健丰

目　录

一、认识宝宝的牙齿

1. 人的一生有几副牙齿

人一生有两副牙齿，即乳牙和恒牙。乳牙，顾名思义就是小孩子的牙齿，通常在出生 6～8 个月时开始萌出，乳牙是人生的第一副牙齿。宝宝在 6～7 岁时开始换牙，乳牙陆续脱落由恒牙替换。12 岁左右，所有的乳牙全部被恒牙替换完毕。恒牙是人生的第二副牙齿，为人体的健康服务终生。

2. 牙齿的结构

儿童牙齿的构造从外部观察，整个牙齿是由牙冠、牙根及牙颈三部分组成。我们能够看到的暴露在口腔中的那部分白色矿化物质叫牙冠，它是发挥咀嚼功能的主要部分，依据咀嚼功能不同，形态各异；被深深包埋在牙槽骨中的是牙根，它是牙体的支持部分；牙冠与牙根交界的地方称为牙颈部。

儿童牙齿的构造从纵剖面观察，牙齿主要由牙釉质、牙本质、牙骨质、牙髓四部分组成。牙釉质是人体内最硬的组织，覆盖在牙冠外层，呈白色半透明；牙本质位于牙釉质的内层，构成牙齿的主体；牙骨质在牙根的表面，较薄，颜色较黄；牙齿的中央有一小腔，叫牙髓腔；牙髓腔里充满神经和血管，称为牙髓。治疗牙齿时，钻磨牙齿的酸痛感就是牙髓组织传导的(图 1)。

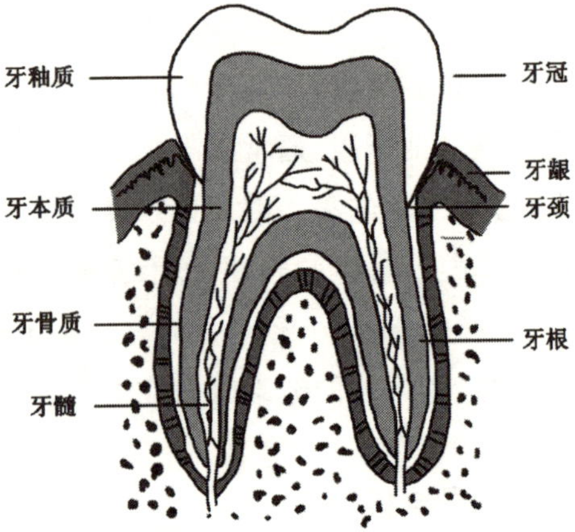

图 1　牙齿的结构示意图

（梅丽琴　麻健丰）

二、宝宝长牙了

1. 宝宝口腔里有几颗牙齿

乳牙由于在吃奶时就开始长出，所以称为乳牙。它们小而不耐磨，共 20 颗。从妈妈怀孕第二个月开始发育，出生后 6 个月左右萌出，到 2 岁半至 3 岁全部萌出。

根据每个乳牙的形态、功能不同，将牙齿分为乳切牙、乳尖牙和乳磨牙。乳切牙又分乳中切牙、乳侧切牙，乳磨牙分第一乳磨牙、第二乳磨牙。宝宝口腔分为右上、右下、左上、左下四个区域，每个区域从正中往后分别为乳中切牙、乳侧切牙、乳尖牙、第一乳磨牙和第二乳磨牙。切牙可以切割食物，尖牙用来撕裂食物，而磨牙可以磨碎食物（图 2）。

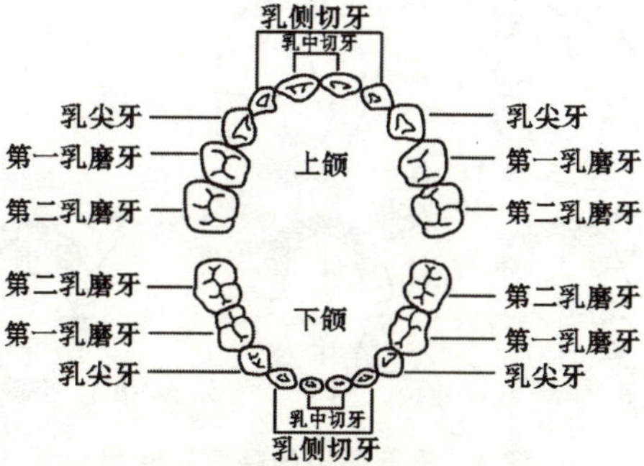

图 2　乳牙的排列及名称

2. 宝宝什么时候开始长牙

宝宝长牙是按照一定的顺序、有规律的萌出。下面比上面的同名牙相对要早 1～2 个月长出且左右对称。一般来说，宝宝在 6 个月大的时候会长出第一颗牙，2 岁半至 3 岁长齐 20 颗乳牙。最先萌出的是下颌的 2 颗中切牙，然后是上颌的 2 颗中切牙。不过每个宝宝的生长各有差异，有些宝宝可能在 4～5 个月大的时候就能长牙，有些则可能直到 1 周岁才长牙，只要在 1 周岁前长牙都是正常的现象。如果 1 岁后还未出牙，就应该去检查是否有缺钙、缺碘等。

有的孩子会有个别牙齿的萌出顺序颠倒，但最终并不影响牙齿的排列，无需处理。

下面的示意图是乳牙萌出的顺序和大致长出的时间（图 3）。

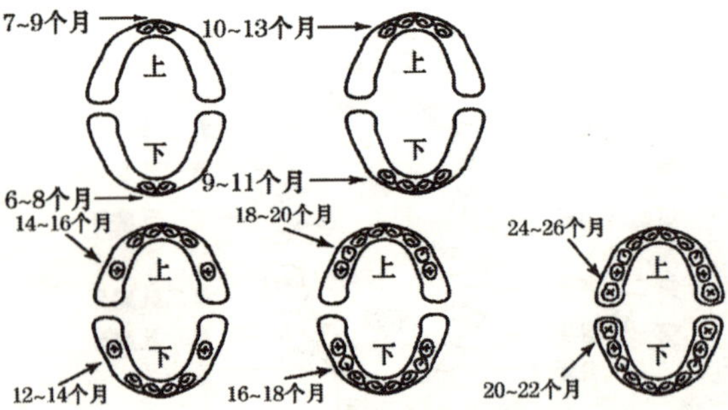

图 3　乳牙萌出的顺序和时间

3. 牙齿数目多或者少是什么问题

乳牙正常为 20 颗，恒牙数目的正常范围为 28～32 颗，但各人情况不一。乳牙少于 20 颗或恒牙少于 28 颗可能有先天缺牙或颌骨内埋伏（埋伏牙）；乳牙多于 20 颗或恒牙多于 32 颗者为多生牙齿（亦称额外牙），多生牙的数目不等，形态特殊。正常成年人牙齿数量应该是 32 颗，其中有 4 颗为智齿，并不是每个人都能够长出来，但是每人有 28 颗牙一般是不可少的。如果发现牙齿数目过多或者过少，需要到医院检查，拍摄 X 线片来明确。

牙齿的数目减少或增多通常与遗传因素有关。先天缺牙或埋伏牙只要对正常的美观及咀嚼功能没有影响，可不用处理。如果缺牙的数目较多，可以通过做义齿恢复咀嚼功能。值得注意的是义齿必须随患儿颌骨的生长发育和年龄的增长而不断更换。已经长出来的多生牙必须拔除，埋伏在骨内的多生牙应该定期到医院检查监测。如果对正常牙齿的生长有影响，建议及早拔除；如果埋伏牙对正常牙没有影响，可先不处理予以观察。附图为先天缺牙（图 4）和多生牙（图 5）。

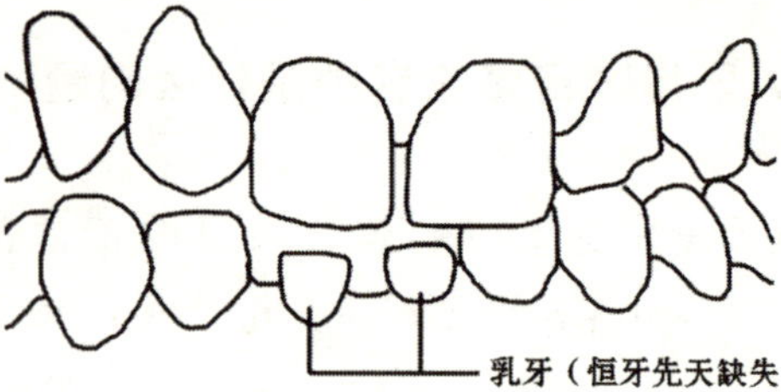

图 4　恒牙先天缺失

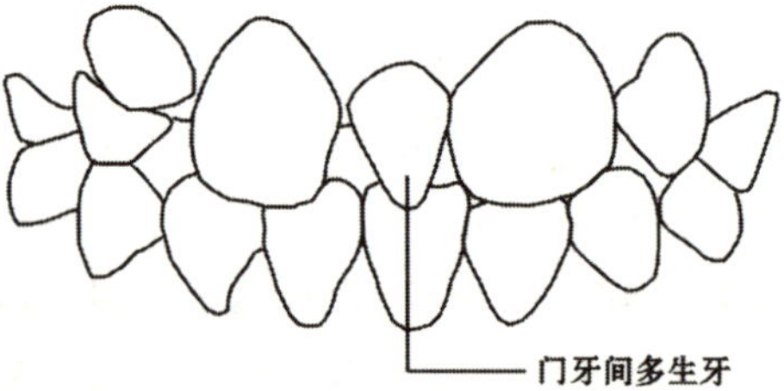

图 5　多生牙

4. 宝宝长乳牙时也会发热

在宝宝长牙期间，有些父母会发现孩子出现很多异常表现，比如莫名其妙地发热、烦躁不安、流口水，比平时更喜欢咬东西，这些有可能就是宝宝长牙引起的。

引起这些症状的原因是什么呢？大家都知道，宝宝的牙齿在冒出来的时候，会慢慢顶破牙龈，这个时候，如果宝宝正好身体抵抗力不太好，就可能引起发热、牙龈变红等不适。

那么，父母碰到这样的问题该怎么办呢？

只要体温不超过 38℃，且精神好、食欲旺盛，就无需特殊处理，让宝宝多喝些白开水就行了；如果体温超过 38.5℃，并伴有烦躁、哭闹、拒奶等现象，则应及时就诊。

5. 宝宝长牙常见问题

宝宝刚出生的前两年中会面临一个重要的“特殊时期”，即长牙期。宝宝长出的每个牙齿都能给父母们带来喜悦，但这个特殊时期的一些不正常状况也会造成宝宝的不适，让父母手忙脚乱、不知所措。

(1)牙龈痒：很多爸爸妈妈会发现宝宝们总喜欢把什么东西都放进嘴里咬，年轻的爸爸妈妈不免要问：“我的宝宝怎么这么不讲卫生啊？”其实这些可能是长牙惹的祸。因为牙齿萌出会对牙龈神经造成刺激，宝宝的牙龈会有些不适，比如牙龈痒、牙龈疼痛等。等到牙齿都长出来了，这些症状自然就会消失。不过爸爸妈妈们还是可以采用一些小“妙招”来缓解长牙给宝宝带来的不适。比如，每天用纱布蘸点凉水擦拭宝宝的牙龈，买一些牙胶或磨牙棒之类的产品让宝宝咬。一来可以缓解不适，二来还能训练宝宝的咀嚼能力，一举两得。

(2)萌出性龈炎和萌出性囊肿:有的时候我们会发现一些看起来更严重的情况。比如,有的时候宝宝牙齿周围的一圈牙龈会发红、肿胀,但宝宝本身并没有很大的不适。这常常是因为牙齿萌出的时候牙龈常有异样感,宝宝喜欢用手指、玩具来摩擦、咬嚼,时间一长就容易导致牙龈黏膜的擦伤,我们看起来就是红红肿肿的一大块了,这就是牙齿长出的过程当中常见的“萌出性龈炎”。此时,我们需要注意保持宝宝口腔的卫生。

更容易让家长朋友们担心的是下面一种情况:喂食或清洁宝宝口腔时无意中发现宝宝的牙床上鼓起一个青紫色的包。是不是“肿瘤”?答案当然是否定的。其实这是牙齿萌出过程中,产生了一些组织液,组织液和血液聚积在牙齿和牙龈之间,医学上称为“萌出性囊肿”。这也是一种比较常见的现象。萌出性囊肿一般不会影响牙齿的萌出,也不会引起宝宝不适,但若牙齿长时间长不出来或宝宝有不舒服的表现,家长就应该带宝宝到医院请医生处理,帮助牙齿长出。

6. 宝宝吃出一口健康好牙

孩子牙齿的生长发育与营养物质的摄入有着密切的关系。家长除了要培养孩子养成不偏食、不挑食的好习惯外，还要有意识地让孩子多吃一些健齿食物，以利于孩子牙齿的健康发育。

多吃富含矿物质的食物可使牙齿坚固。牙齿、牙槽骨、颌骨都是硬组织，主要成分是钙和磷，足够的钙、磷是形成牙齿的基础。钙的最佳来源是乳类及乳制品，它们不但钙和磷含量丰富，而且吸收率也高，是孩子理想的补钙之源。粗粮、黄豆、海带、黑木耳等食物，也含有较多的磷、铁、锌、氟，有助于牙齿的钙化。

富含蛋白质的食物对牙齿有重要作用。富含蛋白质的食物对牙齿的形成、发育、钙化、萌出有着重要的作用。蛋白质的来源极为丰富，有动物性蛋白质，如乳类、鱼类、肉类；也有植物性蛋白质，如谷物、豆类、干果类。经常摄入这两类蛋白质，可促进牙齿的正常发育。如果蛋白质摄入不足，会造成牙齿形态异常、牙周组织变性、牙齿萌出延迟，同时使机体对龋病的敏感性增高，容易导致龋齿的发生。

富含维生素的食物有助于牙齿的生长。维生素是调节人体功能的有机化合物。钙的沉淀及吸收需要维生素 D 的协助，牙胚组织的形成需要维生素 C 和 B 族维生素的参与，牙龈组织的健康需要维生素 A、维生素 C 的扶持。可见，充足的维生素对于牙齿的发育极为重要。维生素 A、维生素 D 来源于乳类及动物肝脏，维生素 C 广泛存在于各种蔬菜和新鲜水果中，而且其中的纤维还有按摩牙龈和清洁牙齿的作用。如果摄入矿物质过少或维生素 A、维生素 D 不足，维生素比例失调，均会影响牙齿发育。

控制含糖食物的摄入有益于牙齿的健康。“多吃糖会生龋齿”已经为大家所共识，实践也证明，吃糖量和龋病的发生率成正比。父母要让孩子做到餐前不吃糖，以免降低食欲，影响正餐时营养物质的摄入；睡前不吃糖，以免残留糖液侵蚀牙齿；减少吃糖次数，少吃饼干、蛋糕、面包之类的黏性甜食；吃糖后要及时刷牙漱口。

只要您关注孩子的口腔卫生，细心照料孩子的饮食，一定可以让孩子吃出一口好牙来(图 6)。

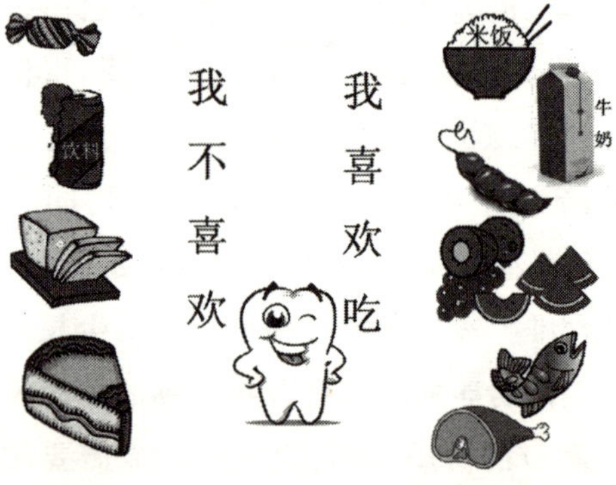

图 6　有益与不利于牙齿健康的食物

7. 宝宝牙齿发黑了

3 岁的贝贝最近变得不爱笑了，因为幼儿园很多小朋友说她牙齿黑黑的不漂亮。贝贝的妈妈也很着急，人家的宝宝都有一口白白的“米粒牙”，自己的宝宝一笑却露出像烟熏过的黑牙。其实贝贝的牙齿刚长出的时候也是白的，但是不知不觉，白白的牙齿表面就出现了黑黑的斑点，到现在几乎半个牙齿都是黑的，就像是白白的牙齿戴着黑黑的围脖（图 7）。是不是贝贝体质不好或者是缺钙呢？

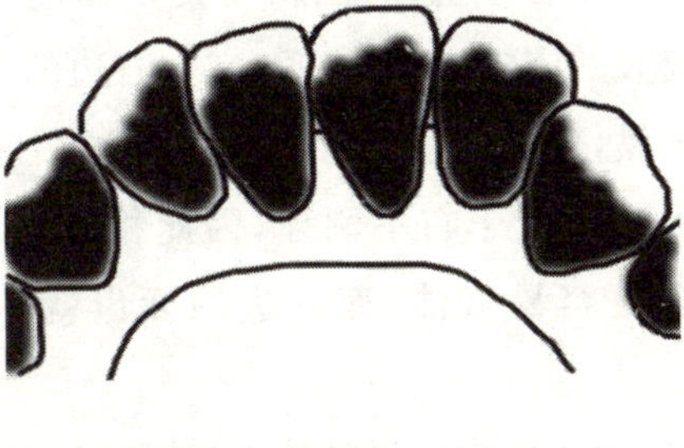

图 7　牙齿色素沉着

大家平时会见到一些经常喝茶或抽烟的成年人牙齿发黄或者发黑，宝宝的牙齿发黑，道理也是一样的，就是由于色素的沉着引起的。这里还需提醒家长们，有些蛀牙的表面也有色素覆盖。如果无法区分，请及时到医院检查。

那为什么有的宝宝牙齿会发黑，而其他宝宝就不会呢？

这跟宝宝的牙齿、体质和饮食习惯有关系。首先，有些宝宝的牙齿表面本身比较粗糙或者排列不整齐，就不容易清洁，食物残渣容易附着在牙齿表面。第二，从体质来说，有些宝宝唾液少，而且浓，流速比较慢也会导致色素容易沉着。第三，宝宝的饮食和卫生习惯。比如，很多宝宝喜欢那些有色素的饮料、黏性大的食物，加上清洁不到位，就会造成色素沉着。在宝宝不舒服的时候，有些妈妈喜欢给宝宝吃点中药，那宝宝的牙齿就更容易发黑了。妈妈们可以仔细看看宝宝的牙齿，特别是那些能自己刷牙的比较大的宝宝，你会发现，宝宝右边的牙齿会比左边的更黑，牙齿的里面会比外面更黑。原因就是大多数人都习惯于右手刷牙，因此相对来说，左边的牙齿会更容易清洁，而右边的牙齿就容易被忽略了。

所以，为了宝宝灿烂的笑容，请妈妈们要注意及时、有效地清洁宝宝的口腔。

8. 喂奶后要给宝宝清洁口腔

宝宝出生后还没有长牙时，妈妈就要开始注意维护宝宝的口腔卫生。在宝宝每次喝完乳品后，应再喂少量温开水，冲洗残留在口腔内的奶液，帮助清洁口腔。每次喂奶后和每天晚上睡觉前，妈妈可将宝宝仰卧在床上，选择适当的光线，用手指缠上温热湿润的医用纱布或将棉签蘸湿，轻轻擦拭舌头、颊部、上腭和牙龈等部位，让小宝贝先慢慢习惯擦拭的感觉。由于婴儿的口腔黏膜极其娇嫩，易损伤破溃，发生感染，故在清洁口腔时动作一定要轻巧。妈妈最好能边帮宝宝清洁口腔，边和宝宝说话，营造温馨的亲子气氛。通过轻柔的擦拭，还能促进宝宝牙床的生长发育，同时可以及时发现宝宝的牙床是否有异常情况，以便及早发现、及早治疗。

乳牙萌出后，每当宝宝进食完毕，父母可用干净的纱布蘸上淡盐水或用乳胶指套牙刷清洁刚长出来的乳牙，特别是睡前刷牙最重要。需要提醒的是，在宝宝长出第一颗乳牙后，父母就应该带宝宝去医院做一次检查。

9. 给宝宝选择合适的牙刷和牙膏

一般来说，宝宝 2 岁半左右乳牙基本长齐，同时也已经具备了一定的思维和模仿能力，家长要教会宝宝漱口并使其逐步学会刷牙，养成饭后漱口、早晚刷牙的好习惯。此阶段，家长给宝宝选择合适的牙刷和牙膏是很重要的。

选择牙刷总的原则是要选用刷毛软、刷头小、刷头长度一般要盖过2～3个牙的儿童牙刷。对于2～4岁的宝宝而言，应尽量减少对牙龈的刺激，所以选择的牙刷刷毛要尽量柔软并经过磨圆，刷头要窄小圆钝，牙刷柄应尽量粗一点并具有良好的防滑性能；对于4～6岁的宝宝而言，有部分恒牙可能已经萌出，因此应该给宝宝选择刷毛软、呈波浪形的牙刷；6～12岁的宝宝，处于换牙阶段，乳牙和恒牙同时存在，牙齿参差不齐，不易清洁，在选择牙刷时刷毛不应过于柔软，选择曲线型牙刷柄的牙刷，可以更好地清洁口腔深处的磨牙。另外，每3个月应更换一次牙刷。每次刷牙后，都要彻底清洁牙刷并甩干，刷头向上放入自己的口杯中，放在房间通风干燥的地方，减少细菌在牙刷头上孳生。

如何给宝宝选择牙膏呢？一般在宝宝未学会漱口前暂时不用牙膏。当宝宝学会漱口后，就可以使用牙膏刷牙了。牙膏中含有摩擦剂、发泡剂和芳香剂等，有良好的去污作用并可使口腔清新舒适。专供儿童使用的儿童牙膏，碱性较弱、摩擦剂较细腻、刺激性较小、含氟量较低或不含氟，且口感良好、气味清新，易被儿童接受。所以儿童应选用儿童牙膏。一般3岁以上的儿童最好选用儿童氟化牙膏。但要注意用量一定要小，不要超过1厘米（黄豆粒大小），并在家长监督和指导下使用（图8）。另外，一定要督促宝宝刷牙后多漱口。父母的示范作用很重要，最好与儿童一起做好早晚、餐后的刷牙与漱口。

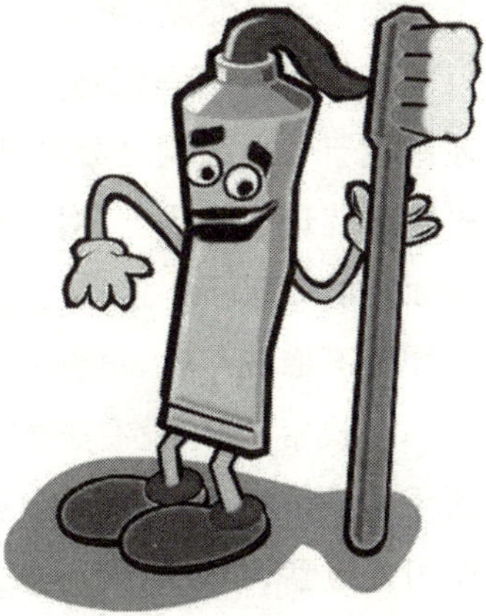

图8　牙膏牙刷

10. 宝宝能用电动牙刷吗

很多家长朋友很担心宝宝牙齿健康问题，怕刷牙刷不干净，特意买电动牙刷给宝宝用。还有些家长为了让孩子喜欢刷牙，都是给孩子买卡通型的电动牙刷。虽然这样小孩子们喜欢刷牙了，可问题也来了，几天后就发现孩子的牙龈有点肿，上医院看医生，检查发现是由于电动牙刷使用不当引起的。医生一般都会告诫家长：儿童慎重使用电动牙刷。

让小孩主动自觉刷牙很难，所以，市场上相继出现了卡通造型的电动牙刷，价格都较贵，解决了小孩不爱刷牙这个难题，家长们觉得花多点钱也无所谓。但是贵的东西不一定适合！对于成年人来说，电动牙刷优于普通牙刷之处在于能够通过震荡，更好地去除牙菌斑。事实上，对于小孩子而言，电动牙刷清洁牙齿的效果不一定比普通的牙刷更好。因为小孩的牙齿不像成年人，很少有牙石等顽固的东西，而只是一些软垢，所以没有必要大力摩擦。相反，如果电动牙刷质量不过关，再加上孩子使用的方式不正确，如用力过猛、角度掌握不好或对某个部位刷得时间过长，可能会损伤牙周组织。

其实，重要的是怎么样让孩子养成每天认真刷牙的习惯。为了孩子的牙齿健康，家长们可以参照前一篇选择适合自己孩子的牙刷，以免伤到孩子的牙齿、牙龈。

11. 宝宝能洗牙吗

洗牙是现在最基本的口腔保健方法，有很多朋友都会选择通过洗牙来改善自己的口腔健康。有些家长也会问：宝宝能洗牙吗？宝宝几岁可以洗牙？洗牙会不会对牙齿有损伤？

洗牙的主要目的是为了清除牙菌斑和牙石，减少龋齿及牙龈炎、牙周炎的发生，而不仅仅是为了好看。在正常情况下，牙菌斑和一些食物沉积物是可以通过刷牙和使用牙线的方法清除的。但如果牙菌斑长期得不到清除，已形成了牙结石，只有到医院求助医生，用超声波洁牙机洗牙或让医生用一些手动专业器械刮除牙结石。正规而专业的洗牙是不会对牙齿造成损伤的。

一般情况下，宝宝的乳牙表面比较光滑，不容易产生牙结石，而只是一些白色或黄色软软的物质（即软垢），只要认真刷牙，这些物质都能被清除。所以不需要使用专门的洁牙机洗牙。但有些宝宝由于各种原因导致了牙齿色素的堆积，牙齿由白变黑，受到嘲笑，影响宝宝心理的健康，此时可以带宝宝到专业的医院，在宝宝能配合的情况下，医生会用专用的工具进行清洁，不会对宝宝的牙齿造成伤害。

有些宝宝，由于蛀牙等原因造成偏侧咀嚼，会导致较多的牙垢牙结石产生。特别是已经换牙的宝宝，下前牙的内侧及最里面的磨牙会有牙结石堆积，这些牙结石只凭刷牙已经无法去除，可以到医院洗牙。

总之，随着宝宝长大，家长们应该培养宝宝每天早晚刷牙，饭后漱口的良好习惯，注意纠正不正确的刷牙方法，做好口腔日常护理。定期去医院检查口腔，医生会帮助你发现宝宝长牙结石的原因并及时清除牙结石。

12. 刚出生的宝宝嘴里就有牙齿吗

乳牙一般是在孩子出生后 6 个月左右萌出，但也有个别孩子在刚出生时就有牙齿，医学上称之为“诞生牙”。还有的宝宝在出生后不久萌出牙齿，叫做“新生牙”。

“诞生牙”和“新生牙”一般都是下颌乳中切牙，它们大多没有牙根或牙根发育很少，容易松动。出现这种现象的原因，可能是宝宝的乳牙胚在牙槽骨的表层与口腔黏膜的距离太近了。这种牙可能是正常的乳牙，也可能是正常牙数以外的乳牙。

一般来说，这种牙如果极度松动，为避免影响吮乳或自行脱落吸入呼吸道，必要时需拔除。但如果不松动的话，只要这些小牙齿对哺乳没有影响，可以不用处理。但在哺乳时，宝宝的这些小牙齿如果摩擦舌系带及两侧软组织而造成溃疡，引起宝宝哭闹，不愿吸吮，此时应及时改变喂养方式，暂停哺乳，选择用汤匙喂养。

需要特别提醒家长的是，在有些新生儿的牙床上可见许多粟粒状、米粒状或更大的乳白色鱼片状物，俗称“马牙”，医学上称为“上皮珠”。“马牙”不是牙，它没有牙根，也不影响以后正常乳牙的萌出，一般会自行脱落，因此不需要治疗。

13. 什么是“马牙”

“马牙”是老百姓的俗称，医学上叫做“上皮珠”，很多宝宝出生后 4～6 周时会长，牙床上可见许多粟粒状、米粒状或更大的乳白色鱼片状物，有些宝宝腭部的中线边缘也会长。这是一种正常的生理现象，不是病。“马牙”不影响婴儿吃奶和乳牙的发育，它在出生后的数月内会逐渐脱落，有的宝宝“马牙”不能及时脱落，这也没多大妨碍，不需要医治。

有些老年人看到宝宝长“马牙”，会用针挑破或者用布擦破，其实这些做法都不科学。此时宝宝口腔黏膜很娇嫩，黏膜下血管也很丰富，加上宝宝抵抗力低，如果用针挑破或用布擦掉“马牙”以后，黏膜损伤，细菌很容易从破损处入侵，引起口腔发炎。口腔发炎使宝宝受罪，影响进食，最严重的情况可能会导致局部细菌进入血液循环，引起败血症，危及宝宝生命。

所以，“马牙”不能挑更不能擦，我们只需注意宝宝的口腔卫生。如果马牙很大，影响到宝宝吸奶，可带宝宝到医院由医生处理。

14. 宝宝迟迟不长牙怎么办

宝宝出生的时候，虽然嘴里没有牙齿，但已经有牙胚了。宝宝一般在6～8个月会长出第一颗乳牙。但由于气候、种族、生活水平和个体差异等方面原因，不同的宝宝出牙的时间也有所不同，出牙早的宝宝可能4个月大的时候就已经出牙了，出牙晚的宝宝甚至1周岁左右才开始出牙。

如果宝宝已经过了1周岁生日了，仍然未长一颗牙，这时家长就要注意了。迟迟不长牙的原因可能是个体差异，也可能与宝宝的其他身体因素有关，如先天性畸形、维生素D缺乏、甲状腺功能低下、佝偻病、侏儒症或营养不良等。这些全身性疾病使乳牙的发育、钙化受到影响，导致牙齿难以萌出。如佝偻病患儿的乳牙能迟至出生后14～15个月才开始萌出，并往往伴有牙釉质、牙本质发育异常。另外，一些局部因素，如萌出性囊肿、纤维瘤等也可导致乳牙迟萌。家长需要带宝宝去医院检查，查明原因后，应及时进行治疗，以促进乳牙萌出，千万不要没查清原因就盲目地大量补充营养。如果长期不长乳牙，应拍摄X线片检查，确定是否患有“无牙畸形”。

15. 看牙医从孩子长第一颗牙齿开始

许多妈妈忽视给宝宝做早期口腔检查，甚至认为乳牙以后反正会换，蛀了也没关系。直到有一天宝宝牙痛得实在不行，影响吃饭睡觉了，才去看牙医。

其实，口腔检查要从宝宝长第一颗牙开始，其主要目的是预防。医生会检查乳牙萌出情况、牙殆关系是否正常、有无龋齿及全身健康状况等，发现问题及时处理。除此之外，医生还会教给父母很多防治牙病的知识，并指导父母正确的喂养方式以及如何在餐后、睡前替宝宝清洁口腔和牙齿。

16. 孩子应多久看一次牙医

在宝宝做了第一次口腔检查后，每隔半年时间父母要带孩子做一次口腔检查。这样，牙医可根据孩子每次的口腔检查记录，了解孩子牙齿及颌骨的发育和健康状况；如有异常，可以早作诊断、及时治疗；同时可向父母提供合适的口腔护理指导，让孩子尽早养成良好的口腔卫生习惯，预防牙病。

另外，如果养成定期口腔检查的习惯，从小熟悉口腔医疗环境和检查器械等，可减少宝宝以后看牙时不必要的恐惧和抗拒心理，对宝宝来说是终生受益。

17. 含手指、含奶嘴对长齐牙有影响

俗话说“小儿小手二两蜜”。其实，含手指习惯与“二两蜜”没有关系，幼儿几乎都有吮吸手指的习

惯。在 2～3 岁前属正常现象，一般在 4～6 岁逐渐减少至自行消失，但如果仍继续存在则属口腔不良习惯。有的妈妈对此很是焦虑，常常询问，这对宝宝会不会有不好的影响？

一般认为，在 6 岁以前终止这一习惯，其对咬合造成的不良影响通常是可逆的，而在 6 岁以后仍有吮指习惯的儿童，在牙齿换好后的咬合关系往往都不正常。吮指习惯不仅不卫生，更重要的是影响孩子牙、颌正常发育和手指发育。由于吮指时手指含在上下牙弓之间，两颊收缩，造成牙弓狭窄、上前牙前突及开唇露齿。如果仅是吮吸食指或小指，一般仅造成局部小开𬌗。但更为常见的是吮吸拇指习惯，宝宝将拇指置于上下前牙之间，这会阻止前牙的正常萌出，造成前牙开𬌗；拇指压在硬腭上，还会阻碍鼻腔向下发育；另外，吮吸拇指时，手的重量可能压在下前牙上，造成下前牙被压低并使下颌后退。

有些家长为了使小儿不哭闹就给宝宝吮吸空奶嘴。虽然表面上孩子吸上奶嘴不哭了，但实际上吸吮空奶嘴也是一种不良习惯。奶嘴长时间塞在宝宝嘴巴里，由于过分吸吮产生负平衡作用力，颊肌用力收缩，也会导致牙弓狭窄、腭盖高拱、前牙前突及咬合紊乱等问题，影响咀嚼和颌面部发育。另外，含奶嘴一旦形成习惯，日后断奶也将会十分困难。

18. 乳牙之间的缝隙别担心

有些家长发现孩子刚长出的乳牙很紧密而整齐，但随着孩子的成长，牙齿之间逐渐出现缝隙并容易被食物嵌塞，为此非常烦恼，要求医生填塞牙缝。其实家长不必紧张和担心，孩子出现乳牙间隙是一种正常的生理现象，标志着他在逐渐长大。有些孩子的乳牙初萌时就有间隙，有些孩子乳牙初萌时无间隙，以后逐渐出现间隙。乳牙列牙缝的逐渐出现，主要是因为孩子随年龄的增大颌骨逐渐发育长大，而牙齿大小又不变，较常见的是在牙列前部出现广泛性间隙。另外，乳牙列牙缝的出现也与恒牙胚的发育有关，6 岁左右孩子六龄牙开始萌出，此时颌骨迅速长大，前牙间隙也会迅速扩大。

这些缝隙的存在对乳恒牙的正常替换有重要意义，是容纳比较大的恒牙进入牙列的重要因素。若乳牙列没有缝隙时，会直接影响恒切牙的排列，并容易发生恒切牙排列拥挤。但同时，这些缝隙的存在容易造成乳牙之间嵌塞食物，久而久之易形成龋齿。因此，家长要学会用牙线及时帮助孩子清理牙缝间的食物残渣。如果乳牙之间的缝隙是由于乳牙龋坏引起的，那么家长应及时带孩子去医院治疗龋齿。

19. 乳牙“地包天”请及时矫正

正常情况下，上下两排牙齿咬合时，是上前牙覆盖下前牙。但有些人正好相反，下前牙反包上前牙，医学上称为前牙反𬌗，俗称“地包天”。“地包天”不仅影响孩子的容貌，更重要的是会影响孩子正常的咀嚼功能。因此，早发现，早诊断，早矫治，防止畸形向更严重的程度发展非常重要。

对哺乳期出现乳牙反𬌗的宝宝，应及时纠正哺乳姿势，反𬌗常能自行纠正。乳牙轻度反𬌗，可以试用咬撬法。也可暂时不做处理，待换牙后有的反𬌗能自行调整过来。而重度的乳牙反𬌗，就需要佩戴矫治器。一般 4 岁左右是矫治乳牙反𬌗的最佳时机。孩子太小就很难与医生配合，4 岁左右的患儿一般能配合治疗，而且离前牙替换还有较长时间，可以发挥较好的矫治效果。

如果错过了最佳矫治时机，那么可以在门牙换好后或所有的乳牙刚换好时进行矫治。此时颌面部生长发育旺盛，如及时矫治，可阻断颌骨的异常生长发育。一般以 8～12 岁为宜，否则只能在 18 岁以后通过拔牙和外科手术才能取得较好的效果。

20. 乳牙的重要作用

乳牙在宝宝出生后 6 个月至 3 岁陆续长出，共 20 颗。儿童在 12 岁以前主要是靠乳牙进行咀嚼的，恒牙是在 6 岁以后逐渐萌出的。乳牙不仅是婴儿期、幼儿期和学龄前宝宝咀嚼器官的重要组成部分，而且对宝宝的生长发育、恒牙列的正常形成等都起着举足轻重的作用。

首先，婴幼儿时期是生长发育的旺盛期，健康的乳牙有助于摄入食物和消化吸收。良好的咀嚼能够给颌、颅底等软组织以功能性刺激从而促进血液、淋巴循环，增强代谢，有助于儿童颌骨及牙弓的发育。如果乳牙龋坏或者过早脱落（医学上称为“早失”），不能行使正常的咀嚼功能，影响宝宝的营养摄入，造成宝宝营养不良进而影响生长发育。其次，乳牙的存在为继承恒牙的萌出预留间隙，对恒牙的萌出有一定的诱导作用。如果乳牙龋坏或早失，都可能会造成继承恒牙萌出位置或萌出时间异常。再者，乳牙萌出期及乳牙列期（只有乳牙的阶段）是宝宝开始发音和学习讲话的主要时期，正常的乳牙列不仅有助于正确发音，而且健康整齐的乳牙也有助于宝宝在最初的人际交往中建立自信。乳牙的龋坏，常常给儿童心理上带来不良刺激。因此，为了儿童的健康成长，请保护好小乳牙吧！

21. 乳牙摔伤了怎么办

乳牙外伤多发生于1～2岁刚学会走路、最容易摔倒的幼儿。因为自我保护能力比较差，很容易导致乳牙摔伤，以乳前牙多见。这个年龄的幼儿，颌骨发育还不完善，牙槽骨的骨质疏松，乳牙的牙根较短，外伤后多致牙齿位置发生变化，发生牙齿折断的现象较少。

那么，乳牙摔伤了怎么办？

乳牙外伤发生后，往往出现周围牙龈和面部软组织活动性出血或渗血。这时候，要马上用清洁的水给孩子清洗伤口，然后用干净的纱布或手绢等压在伤口上一段时间，进行压迫止血。止血之后要迅速到医院就诊。如果孩子的乳牙外伤是发生在晚上，也不要等到第二天才去普通门诊检查，可以去口腔医院的急诊科或综合医院的口腔科急诊，以便医生能尽快做处理。

家长不要自行擦拭牙齿断面和活动的牙齿，因为这会加剧患儿的疼痛及恐惧心理，同时用力过大会加重外伤的损害，不利于后续治疗。

如果孩子牙齿受到碰撞或打击力量不太大，牙齿没有折断，受伤的牙齿可能无症状或只感到上下牙咬合不适应、牙齿酸痛。这种情况也需要就医，至少 2 周内避免用患牙咀嚼食物，还要定期复查。因为无论伤势轻重都可能导致远期牙髓坏死、牙冠变色、牙髓钙化等情况的发生。

乳牙外伤多系幼儿，如不配合，不宜进行保守治疗，可以拔牙。一般前牙缺失对于正常发育影响不大。

家长一定要切记乳牙外伤对继承恒牙会有潜在影响。如果孩子乳牙曾经受过伤，在这颗牙齿替换的时候，一定要及时到医院检查。如果发现异常，医生可以通过及时的治疗，最大限度地避免和减少乳牙损伤对恒牙造成的影响。

（李　玲　周巧娟）

三、宝宝换牙了

1. 孩子什么时候开始换牙

每一颗乳牙由其牙根下相对应的一个恒牙所替代，这个替代的过程就是我们常说的换牙。一般来说，小孩子开始换牙的时间在 6 周岁左右。正常情况下，女孩子比男孩子换牙时间早一些，营养良好的孩子换牙也早一些。

需要注意的是，从第一恒磨牙（俗称六龄牙）到第三恒磨牙，是只长一次的牙齿，不会换牙。有些人认为六龄牙还会被换掉的观点是不对的。到了换牙期，下颌乳中切牙是最早替换的牙齿，然后是上颌乳中切牙和下颌的乳侧切牙，越靠后面的牙齿，换牙的时间越晚。

换牙的顺序有一定的规律，一般来说就是“左右对称，先前再后，先下再上”。也就是换牙一般是左右对称，先换前面的门牙，再换后面的磨牙，上下面的同名牙齿是先换下面的（表 1）。

表 1　乳牙换牙的时间

牙齿名称	换牙时间
下乳中切牙	6～7 岁
下乳侧切牙	7～8 岁
上乳中切牙	7～8 岁
上乳侧切牙	8～10 岁
下乳尖牙	9～11 岁
上乳尖牙	10～12 岁
下第一乳磨牙	10～12 岁
下第二乳磨牙	11～13 岁
上第一乳磨牙	10～12 岁
上第二乳磨牙	11～13 岁

2. 宝宝换牙要注意什么

对于家长来讲，宝宝换牙跟最初的长牙一样让人兴奋，但随之而来的担忧也不少：牙齿怎么样才能换得好一点呢？换牙期间要注意些什么？

宝宝换牙期间，家长朋友们需注意一些可能会影响宝宝换牙，以及可能会影响宝宝恒牙健康的问题。

首先，也是最重要的，是要养成孩子早晚刷牙，饭后漱口的习惯。恒牙长出后就不再替换，良好的口腔卫生习惯对于恒牙的健康是至关重要的。

其次，要注意饮食。食物不宜太精细，在换牙前就应适当增加食物的硬度，多吃耐嚼的食物，促进颌骨发育的同时，也可以使乳牙容易自行脱落。少吃甜食及黏性大的食物，纠正偏食，合理补充钙质。鱼类、肉类、蔬菜、坚果、水果都要包括在日常饮食中。

还要注意预防和治疗乳磨牙的龋坏。乳磨牙蛀牙会引起牙根发炎，直接影响到其对应恒牙的生长发育。乳磨牙相邻牙齿之间的龋坏会导致牙齿宽度变小，有的甚至整个脱落，第一恒磨牙长出时就会往前移位，占据其他牙齿的位置，导致日后牙齿的不整齐。所以，要注意乳磨牙龋病的及时治疗和预防，绝不能有“乳牙迟早要换，坏了也不必治”的错误观念。

家长们如果发现宝宝乳牙脱落过早（是否属于过早脱落可参考前一篇的表格），恒牙被厚厚的牙龈包裹，乳牙还没有掉恒牙就长出，请及时到医院就诊。

牙齿替换是一个很自然的生理过程，如果家长都做到定期带宝宝检查口腔，使宝宝的口腔卫生保持得很好，没有不良习惯，那么宝宝都能顺利地换牙。

3. 刚换的门牙怎么这么大

经常有家长问医生这样的问题：我孩子刚换的两颗门牙太大了，像小兔牙一样，显得特别不好看，怕以后对他的容貌有影响，有什么方法可以解决吗？

家长其实不必为孩子的大门牙过于担心。新长出的门牙体积明显大于脱落的被替换的乳牙，而此时两边相邻的乳牙还未被替换，所以两颗门牙显得格外醒目，俗称为“大板牙”。这是一种正常现象。而恒牙一般均较相应的乳牙体积大，特别是门牙，替换后的恒牙体积大小是恒定的，不再长大。孩子处在生长发育期，面骨随着牙齿、牙根的继续发育而增高，颌骨因恒牙数目增多而变大，牙弓的长度、宽度都要增大，面部外形会逐渐增大、日益丰满起来。随着孩子日益发育成熟，待乳牙替换完毕，面部发育基本完成后，孩子牙齿和面容就自然会变得匀称、和谐、美观，不会感觉上门牙特别大，与脸型不相符了。

4. 换牙太早或者太晚有什么问题

换牙太早：一般情况下宝宝从6～7周岁开始换牙，但有些宝宝会提前换牙，这是为什么呢？我们要视情况而论。如果是因为乳牙蛀得太厉害，早早地就蛀没了或者被拔掉了，这样的话，新牙失去旧牙的阻挡，在牙根还没长结实的时候，就提前萌出，这就属于不正常的过早换牙。过早替换的牙齿，牙根比较短，容易受伤，因此需要多加关照，以免咬到太硬的东西导致牙根受损。另外，如果宝宝牙齿没有蛀牙，但是非常早就换牙了，那得去医院看看是不是全身发育有问题。

换牙太晚：孩子嘴里有些乳牙到了该换牙的时候而掉不了，就需要去医院检查。拍 X 线片后，如果发现乳牙根下面有恒牙胚，就不必担心缺少恒牙的问题。如乳牙一直不松动，恒牙已从乳牙的内面萌出，则需尽早拔除乳牙。在很特殊的情况下，乳牙根如不存在恒牙胚，则称为先天性恒牙缺失，应保护好此乳牙，让其代替恒牙发挥咀嚼功能，尽可能让这个牙齿多伴随孩子一段时间。

5. 提前拔掉乳牙，是否恒牙能长得整齐点

经常有家长以为，只有乳牙被拔除后，恒牙才会长得更好、更整齐。因此，乳牙一旦松动，就要求将其拔除。

其实，乳牙从松动到脱落，是一个自然的生理现

象。乳牙根会因其下方的恒牙萌出的压力而逐渐吸收，最后仅有乳牙冠附着牙龈上，吃任何稍硬的食物都会脱落。此时，可以让孩子试着转动乳牙，如果牙根已经完全吸收了，稍微旋转几下乳牙就会掉下来。只有当乳牙没掉，恒牙却已经长出，这时乳牙占据了恒牙的位置，为了以后恒牙能长得更整齐，才需要将乳牙拔掉。

因此，不需要人为地提前拔除乳牙让恒牙长出。

在儿童换牙过程中，恒牙尤其是下门牙，刚换好时排列不整齐，家长即要求拔除它旁边的乳牙，想让门牙排列的好看一些。殊不知每一个乳牙的下面都有一个相应的恒牙，如果过早拔旁边的乳牙，不仅会影响咀嚼功能，造成损伤和感染，而且由于恒牙不能很快萌出，缺牙间隙会造成两边的邻牙发生倾斜、移位，占据下面恒牙的位置，很可能造成恒牙错位萌出。

因此，一般不建议把邻近的乳牙拔除，以免提前"透支"牙齿的空间。最好的方法是让孩子多咬咬硬的食物，刺激颌骨生长，使拥挤的牙齿排齐。如果牙齿久久不能排列整齐，可以等到12～13岁，所有乳牙都换完牙后，再进行牙齿矫正治疗。

总之，大多数孩子换牙的过程是自然更替，不需要提前拔掉乳牙。乳牙是否该拔除应由医生检查，根据牙齿发育的状况决定。

6. 孩子长了“双排牙”怎么办

“我家宝贝换牙了，可是怎么以前的乳牙还没掉，新的牙就从后面长出来啦？”

“双排牙”最常见于下门牙。由于乳牙到了该脱落的时候不脱落，新长的恒牙多从乳牙的内侧或外侧萌出，形成两排，出现乳、恒牙并存的现象。宝宝在换牙过程中出现的这种情况医学上称为“乳牙滞留”。

一般而言，乳门牙会随着新牙的萌出自然脱落，新门牙会自然“到岗”。由于某种原因，乳牙根吸收不正常，就会导致乳牙不能按时脱落，即乳牙发生滞留现象。出现双排牙时，家长不必担心，但要及时带孩子去医院请医生将外层的滞留乳牙拔掉。错位的恒牙在生长发育及周围组织的作用下，会自行调整到乳牙拔除后的正常位置上来。如果出现间隙过小，恒牙无法恢复到正常位置，到了整个乳牙列换完还不整齐，可带孩子去口腔医院进行正畸治疗，使牙齿排列整齐。

如果不及时拔除滞留的乳牙，极易造成牙排列不齐，不仅影响美观，还会影响儿童的咀嚼、消化吸收功能，影响儿童的身心健康及生长发育。所以“双排牙”应尽早拔除(图 9)。

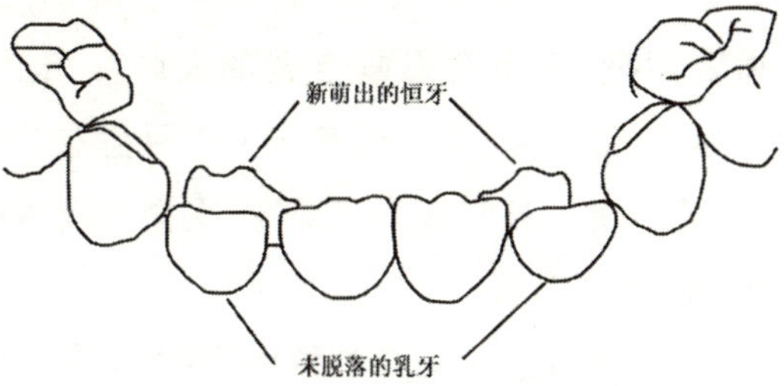

图 9　双排牙

7. 宝宝拔牙能打麻药吗

儿童要拔掉的牙齿多为将要替换或呈“双排牙”的乳牙。由于恒牙生长的作用,这种乳牙的牙根已有部分或大部分吸收,牙齿一般比较松动。在拔除这类乳牙时无须注射麻药,只需在黏膜表面涂一些表面麻醉药或冷冻麻醉药就可以拔除。但是,在拔除一些很牢固的“双排牙”乳牙和无法脱落的烂牙根时,一般需要采用局部麻醉。很多家长会担心小孩这么小能打麻药吗?会不会对大脑有影响?

这些担心都是不必要的。拔牙时使用的是局部麻醉,麻醉药在临床上使用之前都做了很多的试验,历史已经非常悠久了。而且药物主要作用在需要拔除的牙齿和周围组织上，阻断这个牙齿神经感觉的传达，剂量很小，也很安全，不会大量进入血液循环，更不会影响宝宝的大脑。相反，这样的牙齿如果不采用局部麻醉而“硬生生”地拔除，会非常疼痛，对宝宝的心理产生负面影响，甚至产生“看牙恐惧症”。

但是，如果确定宝宝是过敏体质，对麻醉药物过敏，拔牙之前一定要告知医生。

8. 宝宝拔牙后需要注意的问题

宝宝是每个家长的“心头肉”，每个家长都舍不得孩子受一点伤害。每当孩子到了换牙的时候，家长总是比较操心，那么在宝宝换牙拔牙后，我们应该注意些什么呢？

宝宝拔牙前需要家长和医生从精神和语言上安慰孩子，使其精神放松，不要一见出血就长时间啼哭，这对止血不利。还要告诉孩子，拔牙是有一点点疼痛，但在孩子能承受的范围之内，给孩子下一个定心丸是很重要的。总之，只要是由专业医生拔牙，一般是不会出现任何的拔牙问题。

宝宝拔牙后应咬住拔牙创面上的纱布棉球，半小时后吐出。咬住纱布棉球，一方面可以止血，同时也可以使创面的血块凝结起来，有利于伤口的愈合。

过早吐出棉球容易造成出血，但纱布棉球也不应咬得太久，否则反会增加感染机会。纱布棉球吐出后常常带少量血丝，这是正常的。半小时后取出止血棉球经医生检查不出血了，就可以离院回家了。需要注意，取出棉球后千万不能让宝宝使劲漱口，以免破坏已经凝结的血块，引起再次出血。

宝宝拔牙后，需等 2 小时后再吃东西，因为麻醉药能维持 1～2 小时，过早进食会误咬伤嘴唇、黏膜。拔牙后 2～4 小时，可进无渣冷流质饮食。因冷食可使血管收缩而利于止血，并可减轻伤口的水肿和疼痛，同时还可尽量减少对伤口的撞击。可选择喝一些凉牛奶、冰淇淋、果汁等。拔牙后当天不要吃过热、粗糙和刺激性大（如辣椒等）的食物，如韭菜、芹菜、硬米饭等，以免粗糙颗粒刺激创口，不利于愈合。注意饭菜要温，不要过热，以免使血管扩张引发伤口出血。刷牙、漱口动作要轻，拔牙处可暂时不刷，保护伤口上的血凝块，以有利于愈合。饭后用冷盐水轻轻漱口，以清除口腔内的食物残渣，减少口腔内细菌，这对拔牙后伤口愈合具有重要作用。

很多孩子刚拔完牙喜欢用舌头不断地舔拔牙后的伤口或用手去摸，这样不好，容易破坏凝血块或造成感染，减缓伤口的愈合的，应该避免。也不要老是吐口水，嘴里口水较多时可咽下去，因反复吐口水容易引起出血。

在最初的1～2日之内，在吃饭的时候，尽量不用拔牙一侧的牙齿。

拔牙后，如有感染的可能，可以考虑及早应用抗生素。

宝宝拔牙后只要妥善保护伤口，一般在10日左右伤口就能基本愈合，恢复正常。

9. 乳牙掉了1年多，恒牙还没长

乳牙掉后，恒牙迟迟长不出来怎么办？这样的问题多见于孩子的上门牙的换牙。有的孩子在6～7周岁时，乳牙的门牙就已经掉了，但新牙往往好几个月都长不出来，甚至要1年才长出来。家长就担心这种情况会对孩子有坏的影响。

儿童换牙是乳牙的牙根渐渐被吸收，恒牙的牙胚完成发育后往上顶，接着乳牙便开始松动和脱落，恒牙就萌出来了。一般来说，乳牙脱落3～6个月内，恒牙就会从原来乳牙的位置上长出来。平时多让孩子吃点粗粮及耐嚼的食物，可以促进发育及牙齿的萌出。

如果乳牙脱落半年以上还不见有恒牙长出，建议家长带小孩去拍个牙片，看看牙槽骨里有没有新牙的牙胚。如果是有的，就不用太着急了，再观察一段时间，牙齿可以自己长出来。如果是没有恒牙的牙胚，则可能属于先天性缺牙，要根据医生建议进行治疗。另外，也有可能是有恒牙牙胚，但是由于上面覆盖的牙龈组织太硬、太厚，所以导致恒牙无法萌出，这时就需要切开过厚的牙龈帮助牙齿萌出了。还有可能是恒牙的位置长歪了，这就要咨询矫正牙齿的医生，有的需要立即矫正，有的要等到全部牙换完后再进行，具体要看其严重程度而定。

10. 尖尖的上门牙原来是多余的

有些小孩子上面的乳牙门牙脱落后，新长的门牙就像虎牙那样尖尖的，这是怎么回事呢？

其实这样的牙并不是正常的门牙，医学上称“多生牙”（见图 5），就是不受欢迎额外长多出来的牙，爸爸妈妈要随时注意，如发现这样的牙要及时看牙医，确诊是否多生牙。如果未能及时拔除多生牙，正常门牙就会长歪，甚至长不出来。

关于多生牙发生真正的原因，现在还不是很清楚。有人认为是牙齿胚胎发育时多长了一点导致的，也有人认为是返祖现象，还有专家认为多生牙与遗传有关。多生牙一般会对附近的恒牙生长造成萌出障碍，还会导致牙列拥挤，所以大多数多生牙都需要拔除。

一般多生牙在早期拔除后，恒牙会自行恢复到正常位置。比较大的儿童，如果多生牙已给恒牙造成畸形，在拔除多生牙后，经过一段时间，恒牙仍未回复到正常位置时可考虑进行正畸治疗。

11. 新换的上门牙之间缝隙很大

当小孩子 8～9 岁时，上面的乳门牙脱落，换成新的门牙，这两个新牙之间很多情况下有牙缝。这是为什么呢？需要用什么方法把牙缝去掉呢？

其实，新换的门牙有大牙缝，是很常见的情况，大多数属于正常现象，不需要处理，家长不用担心。这是因为门牙旁边的那位牙兄弟，学名“恒侧切牙”，它长出来的时间比门牙要晚一些，偏偏还喜欢在下面挤压中间门牙的牙根，这样两颗门牙之间就出现了牙缝。随着恒侧切牙的萌出，门牙间牙缝会慢慢的自行关闭，不必治疗。这个时期称“丑小鸭期”，要经历 1～2 年，等过了这个时期后，门牙多数就会变好看了。

少数情况是两个中门牙间有一个额外的多生牙，拍牙片能看到。果真有多生牙的话，就需拔除多生牙。如果到了 12～13 岁，牙缝还是很大，可进行矫治。也有少数情况是上唇系带太长、太厚，生长在两个中门牙间，引起大牙缝，这种情况需切断上唇系带，再联合正畸治疗关闭牙缝。

生活中经常有看到不科学的牙缝矫治病例，如用弹力橡皮筋套住恒中门牙，试图关闭牙缝而引起上门牙松动，甚至脱落。所以，当孩子上门牙有缝时，先不要着急，应让医生诊断后再根据情况选择正确的方法进行矫治。

12. 孩子新换的门牙为什么是锯齿形的

6～8 岁的孩子该换牙了，本来是一件令人高兴的事情——宝宝终于长大了，可很多家长会发现孩子新换的上下门牙边缘不够平整，有像锯齿状的起伏（图 10），因此忧心忡忡，总以为是宝宝缺钙或是其他什么营养问题而导致了牙齿发育缺陷。

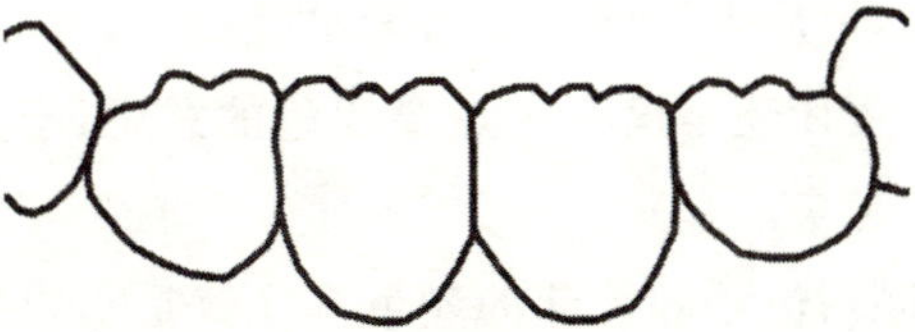

图 10　门牙锯齿状边缘

其实，这不是牙齿发育的问题，正常发育的上下门牙在刚萌出的时候切端都凹凸不平，呈锯齿状。这种锯齿样的小尖峰专业术语称为“切嵴结节”，是牙齿正常的解剖形态。因为一个牙齿是由多个生长叶共同发育而来的，切牙一般由三个生长叶发育融合而成，生长叶顶端没有融合的部分就形成了我们看到的锯齿状边缘。随着宝宝的生长，在牙齿使用的过程中，这三个尖峰就会被逐渐磨平，所以大人的门牙就没有“锯齿”了。因此，如果发现孩子门牙上有可爱的小锯齿，别担心，这是正常新萌出的前牙特有的形态。

13. 孩子以前的乳牙白白的，为什么新长出的恒牙偏黄

孩子开始换牙了，很多家长郁闷地发现取代以前白白净净的小乳牙的却是一颗又一颗大黄牙。很多爸爸妈妈开始都以为是小朋友由于没有认真刷牙导致的，可后来发现虽然每天早晚刷牙，饭后漱口，但是大黄牙还是没有一点要褪色的意思，于是又开始担心起来。

其实，恒牙和乳牙的颜色本来就是不同的。如果把牙齿剖开来看，纵断面有三层结构，由外到内分别为牙釉质、牙本质和牙髓组织。相对而言，乳牙一般也就使用 8～10 年，而恒牙则要几乎伴随人的一生。所以，为了适应这个需要，恒牙从牙胚

到牙体长成直至萌出，发育的时间要比乳牙长得多，牙体也比乳牙坚硬厚实得多。一方面，恒牙的牙釉质比乳牙坚硬、矿化程度较高，所以表现出来釉质要比乳牙釉质剔透；另一方面，恒牙牙本质发育得比乳牙厚，而牙本质本身的颜色是偏黄色的，故在更“剔透”的釉质下黄色本质透出来，牙齿当然显得更黄。而乳牙钙化程度低，透不出黄当然显得白而不透。因此，一般情况下恒牙比乳牙略黄，更何况在两侧还没有替换的乳牙的映衬下黄得就更明显了。

如果不刷牙，牙齿上软垢积多了，就会变黄，但即使拼命刷牙，新萌出的牙齿也不会变得和乳牙一样白，这种黄只是略黄，如果颜色较深，就要考虑是否有其他牙齿的病变了。

14. 我是一只丑小鸭

经常有家长带着七八岁的小朋友到医院问医生说：我们家宝宝原来乳牙长得又整齐又漂亮，一换了新牙怎么里一个外一个排得这么乱七八糟呢？是不是该去做矫正啊？

上下前牙萌出的初期，由于要萌出的恒切牙明显大于原来的乳切牙，所以原来的空间就明显不够了，新牙只好自己寻找空间，特别是下颌的恒侧切牙，于是经常不是长歪了，就是在舌侧冒了出来，看起来就长得里里外外拥挤不堪，这就是我们说的“过渡期的暂时性前牙拥挤”。也就是平时所说的“丑小鸭”期，大多数小朋友多多少少都会存在这种情况。

其实，对于这个问题家长不必过分地担心，一方面随着小朋友的成长，他们的颌骨和牙槽骨会继续发育生长，而萌出的新牙不会再长大，所以空间就会渐渐充裕起来；另一方面，随着小朋友乳磨牙的替换，新长出来的恒牙要小于乳磨牙，也可以提供一些空间，这样，在整个替牙过程中，小朋友的牙齿排列都在不断地自我调整，这些补偿机制都使拥挤程度减轻，甚至解决。

但是，如果拥挤十分严重，那么将来发生牙列拥挤的可能性就要高。这些小朋友有必要提早拜访正畸科医生，由医生通过计算拥挤的程度，适时选择适当的方法给新牙创造空间，帮助排齐牙齿。

值得一提的是，从小朋友 4～5 岁的时候开始，很多家长会发现他们的门牙越长越稀，牙和牙之间出现很大的缝隙，不免忧心忡忡。现在我们知道，这其实是一种好现象。专业上我们把这些缝隙叫做“乳牙列的生理间隙”。在新牙萌出的时候，它们为使新牙能整齐排列做了很大的贡献啊。相反，乳牙排列得又密又整齐，对恒牙来说可不是什么好兆头。对这些小朋友，家长要有意识地多让他们吃些耐嚼的食物，如五香豆、甘蔗、牛肉干等，以促进颌骨发育，为恒牙的萌出创造空间（图 11）。

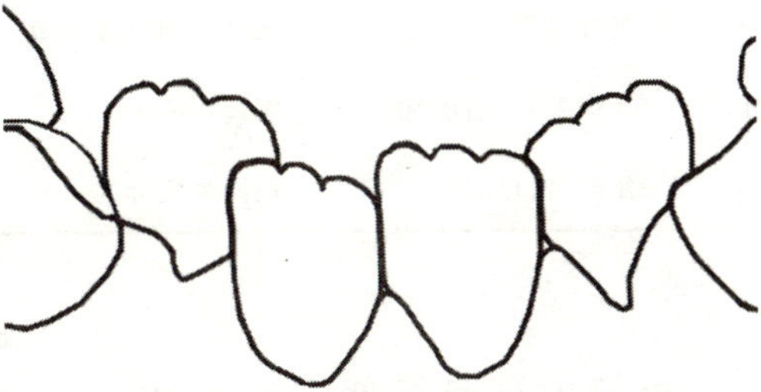

图 11　过渡期的暂时性前牙拥挤

15. 如何区分乳恒牙

妈妈带着贝贝来看牙齿，医生说：贝贝怎么新换的牙齿也蛀了啊？妈妈很吃惊：怎么会啊，她这个是乳牙吧？我记得没有换啊。当她知道这个确实是新萌的恒牙时懊恼不已“要是我能认出来是恒牙，就不会拖这么久，早就带她来看了啊”。很多时候家长都有这样的困惑，宝宝嘴里二十几颗牙，那么多，也记不住哪些换过了哪些没换啊。其实，乳牙和恒牙长得还是有差异的，只要我们仔细观察,很容易就能分辨出来(表 2)。

表 2　乳恒牙的鉴别

	乳　牙	恒　牙
颜色、色泽	白色或青色,少有光泽	色微黄,透光性好,有光泽
形　态	乳牙矮胖	恒牙相对乳牙要方正
磨耗度	易磨耗,牙齿磨耗明显	磨耗不明显
大　小	比同名恒牙小	比同名乳牙大

16. 换好的牙齿摔断了怎么办

恒牙是不可再生的,因此需要我们更加小心地呵护牙齿的健康。但生活中常常因为一些意外导致换好的恒牙摔断,这些情况时有发生。那么,牙齿摔断了怎么办呢?

首先家长一定不要惊慌,最好迅速带孩子到医院就诊。家长不要自行擦拭牙齿断面和晃动牙齿,因为这会加剧孩子的疼痛及恐惧心理,同时用力过大会加重外伤的损害,对后续治疗产生不利的影响。

建议拍个 X 线片检查一下牙齿根部受伤的情况。如果是牙冠只断了一点点,磨磨光就可以了。如果牙冠折断多并已暴露牙髓(俗称“牙神经”),就需要进行牙髓治疗。具体适合哪种情况，需要到正规的医院经过牙医的确诊，并提供一个合理的治疗方案。

如果牙齿整个摔掉了，一定要带着摔掉的牙就诊，一方面，马上再植成功率高，再植的牙在今后的生活中不易脱落、寿命长；另一方面，还可以帮助医生迅速判断牙伤病情。对于脱落的牙齿，如果是掉在比较干净的环境中，如掉在了家里的地板上，可迅速将牙齿用生理盐水冲洗干净，如果没有生理盐水，也可以用流动的自来水、矿泉水等进行简单的冲洗。在冲洗过程中，要注意用手拿着牙冠部分，也就是我们平常能看得到的牙齿部分，最好不要碰到牙根。冲洗干净之后，迅速将脱落的牙齿植入孩子的牙槽窝，也就是把牙齿再放回去。放回去的时候，可以以相邻的牙齿作为参照，以保证牙齿植入的位置和深度是正确的。做完这些事之后，马上到医院就诊。如果完全脱出的牙齿掉在比较脏的环境中，如室外的地上，可将牙齿简单冲洗后放入生理盐水或牛奶中保存，也可以放在嘴里含着，然后迅速带着孩子到医院治疗。这样有助于保持牙根细胞的活性，牙齿再植后的成功率高。

（梅丽琴　魏智渊　潘央央）

四、宝宝有蛀牙了

1. 宝宝刚长出的牙齿为什么会一块一块地掉

1～2 岁的宝宝，刚长出没多久的牙按理说本应该白白净净很漂亮才是，可是有的爸爸妈妈发现宝宝的牙在长出后不久就变黄了，然后没多久表层就一块块地剥脱，是缺钙吗？于是很多家长开始给孩子补钙，结果发现根本没用。其实，这是宝宝长蛀牙了(图 12)。

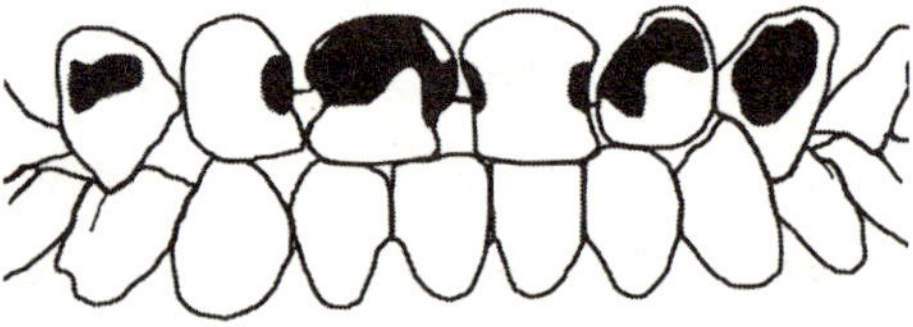

图 12　蛀牙

蛀牙，有个更响亮的名字叫“虫牙”，医学上称为“龋齿”，是牙齿健康的头号敌人。虫牙真的是因为牙齿被虫子吃了吗？当然不是。我们的口腔内，包括在牙齿上附着很多细菌，每次吃东西后，这些细菌和食物中的糖分发生作用,就会产生一些能腐蚀溶解牙齿的酸性物质。日积月累,牙齿就被慢慢溶解,先是表面变粗糙,肉眼看起来就是变白,不透明了,一些食物中的色素附着上去后就是我们看到的牙慢慢变黄了。继续发展恶化,牙齿继续被腐蚀溶解就会发生剥脱,形成牙洞了。所以说"虫牙"不是真的长虫子了,而是牙齿被酸性物质逐渐腐蚀溶解的结果,在牙齿的唇颊面看起来就像是一块块掉下来了。

2. 宝宝为什么会有蛀牙

很多时候,当我们告诉家长宝宝嘴里有很多个蛀牙,他们经常会问:"为什么我的宝宝那么容易蛀牙,我觉得我们大人都没这么多蛀牙的啊?"乳牙确实比恒牙更容易得蛀牙,这和很多原因有关。

首先,乳牙的外形不像恒牙那么规则,牙面上点隙沟裂多而复杂,牙齿和牙齿排列得也不像恒牙那么紧密,所以容易导致食物滞留,不容易清洁干净。而且乳牙和恒牙比起来,发育矿化程度低,当然就容易蛀牙了。

其次,孩子一般都喜欢吃甜食,如糖、巧克力等。有的家长知道糖吃多了对牙齿不好,所以只注意不让孩子吃糖,却忽视了许多其他的含糖食品,如牛奶、饼干、蛋糕、膨化食品等。这些食物黏稠性强、含糖量高，容易黏附在牙齿上，给细菌提供了充足的养分来产生酸性物质，腐蚀宝宝的牙齿。另外，有些家长在喂孩子的时候，让宝宝养成了含着奶睡觉的习惯，有的喜欢吃饭的时候不马上吞下去，而是含在嘴里边玩边吃，这些坏习惯同样也是宝宝蛀牙的大帮凶。

除此之外，由于小朋友，特别是小宝宝，睡眠时间长，口腔活动少，唾液分泌少，所以自洁能力差，有利于细菌增殖。又因为年纪小，不能好好地刷牙，清洁工作不到位，导致食物容易滞留在牙齿上，所以就更容易蛀牙了。

3. 天天刷牙为什么还会有蛀牙

很多家长都会问牙医这样一个问题：我家孩子天天刷牙，早上刷，晚上也刷，为什么还会有蛀牙？我们一般会反问：你家孩子怎么刷牙的？刷完牙有没有帮他检查？家长恍然大悟：他每次刷牙都很快，一分钟都不到！

不仅是儿童，很多成年人其实也一样，牙确实是每天刷了，但没有做到有效刷牙。套用一个 10 岁男孩的话：我刷完牙齿照镜子，发现牙齿上有一层白白的东西，用指甲一刮，就能刮下来。

这就解释了为什么天天刷牙孩子还是有蛀牙。

大家知道，除了饮食习惯外，刷牙是保护牙齿最有效的方法。那么，什么样的刷牙方式才是正确的？怎么样才能做到有效刷牙？在此教大家一个简单的“三分钟刷牙”技巧：

刷牙要点是：牙齿要轻轻地上下刷，像是拂拭灰尘一样清扫每一个牙齿的角落、牙缝，两颗牙、两颗牙地分别刷 10 次，不能忽略牙齿靠舌头那一侧，还有牙缝。应选择刷头不大、刷毛柔软、刷毛尖端圆钝。每次刷牙不少于 3 分钟时间。为提高孩子刷牙的自觉性，大人自己也要起到“榜样”的作用，每天可带领孩子一起刷牙。网络上一些儿童刷牙的歌谣、3 分钟定时闹钟都可以帮助孩子提高刷牙的乐趣。

还需提醒一点，牙刷很难清洗牙缝。牙缝经常被食物塞住的儿童，餐后家长要注意用牙线帮助清理。

4. 喝奶会蛀牙

临床上，看到很多才 2 岁左右的小朋友已经满口蛀牙，甚至已经出现牙齿疼痛、长脓包的现象，家长对此很困惑，为什么我家宝宝的牙刚长出来没多久就蛀成这样了？看到这种情况，我们经常问：“你们家宝宝是不是经常含着奶睡觉？”答案经常是出奇的一致：“你们怎么知道？晚上不含着奶瓶，他根本就不睡啊!”

专业上对于这种蛀牙有个名词叫做“奶瓶龋”。很多小朋友之所以有这种蛀牙多数是因为睡时有喝奶的习惯或者睡前喝奶又没有睡前刷牙的习惯。小朋友睡着后,口腔运动较少,唾液分泌减少,奶水黏附在牙齿表面,时间长了以后就容易有蛀牙,不仅是奶水,蜂蜜水、饮料、糖水、果汁等都有一样的效果。这种蛀牙首先从上排前牙开始,然后逐渐蔓延到上下的乳磨牙,一段时间后几乎所有牙齿都会遭到祸害。

对于这些小朋友,除了通过口腔科医生拯救这些可怜的牙齿外,及早戒除小朋友喝奶睡觉的习惯也至关重要。为了戒除这些小朋友不喝奶不睡觉的习惯,家长可以逐渐将奶水冲淡稀释,直到最后变成白开水。当然,这是一个对于家长和小朋友都很辛苦的过程,所以医生建议,最好在宝宝 1 岁以前就戒除边吃边睡的习惯,预防“奶瓶龋”的发生。

除此之外,预防龋齿,尽早开始,口腔清洁也很重要。牙齿清洁应该从宝宝 6 个月左右长出第一颗牙齿开始,妈妈可以在喂奶后,用纱布缠着手指帮助宝宝清洁牙齿和牙龈。等到宝宝稍大一些,2 岁左右的时候就可以使用小牙刷了。

5. 蛀牙是不是与遗传有关

许多带着满口蛀牙的小朋友来看牙的家长经

常和我们说：真的没办法，都是遗传的，我们家人牙都不好，所以小朋友的牙也很容易蛀牙。蛀牙真的会遗传吗？从目前的科学研究来看，龋齿就是我们说的蛀牙，是一种慢性细菌感染性疾病，也就是说不存在遗传这一说。那么，为什么那么多牙齿不好的家长，孩子牙齿也不好呢？可能有以下几个原因：

首先，蛀牙多的家长可能本身口腔健康习惯不好，譬如刷牙，因为受家长的影响，小朋友也没有养成良好的口腔卫生习惯，自然也就更容易蛀牙。

其次，家长对小朋友的喂食习惯也很大程度地影响孩子的口腔健康。有些家长喜欢先替孩子把食物咬细，然后再把食物从家长嘴里传递到孩子嘴里，这个过程中，细菌也一起传递过去了。还有些家长为了省事，经常让小朋友含着奶瓶睡觉，饮食结构里含糖食物偏多。这些喂食习惯很大程度上成了小朋友蛀牙的帮凶。

除此之外，虽然蛀牙不会遗传，但是口腔内牙齿的数目、形态、排列等，是受遗传影响的。牙齿排列不整齐，形态不好，不容易清洁，那么蛀牙的机会也就会变大了。但是，这些都是可以通过良好的口腔卫生措施、牙齿矫正等办法来弥补的。

所以，对于牙不好的家长，小朋友也有可能会更容易蛀牙，但我们不能首先去找“遗传”的原因，而是多注意我们的口腔清洁措施有没有做到位，有没有定期去做口腔检查，小朋友的饮食习惯是否良好。

6. 龋齿也会传染

看了上面的文章相信家长们应该明确了一个问题：蛀牙（龋齿）与遗传关系不大。龋齿的罪魁祸首是细菌，因此妈妈们要注意了，龋齿也会传染。就像病毒在人群间传递一样，引发龋齿的细菌也一样可以传递，其中最常见的细菌就是变形链球菌。

有些父母，特别是祖父母在给宝宝喂食时，会担心烫到宝宝，而习惯性地自己先用嘴试试温度，也会把偏硬的食物嚼烂后再喂给宝宝吃，用自己的筷子给孩子喂食，平时也习惯亲吻孩子的嘴。这些看似爱护宝宝的举动，都会在不经意中传播微生物，导致宝宝的牙齿处于危险的环境。

家长们可能又会问，那怎么才能阻断细菌传播呢？

给牛奶试温，我们建议可以先滴几滴牛奶在自己的手背上，因为手背部敏感。如果感到滴下的牛奶温度不冷不热，说明牛奶的温度和手背皮肤温度相似，大约为 37℃，就可以给宝宝喝了；也可以把奶瓶贴在我们的面颊部试温，如果不感到烫或冷，说明与体温接近。

在宝宝牙齿咀嚼能力还不够强的时候，饭菜要软、烂、细、碎，有利于吞咽和消化，千万不要自己咬碎后再喂给宝宝。宝宝的餐具也要单独准备一份，而不要习惯性地用大人的筷子。

另外，在亲吻孩子的时候，尽可能选择脸蛋、额头或孩子的小手等部位。给宝宝清洁牙齿的同时要注意，使用单独的牙刷或纱布，不要和其他人的牙刷混用和混放。有些家长把大人的和宝宝的都分开了，但认为如果都是孩子的话就无所谓，其实孩子和孩子之间也会互相传染，家里来了小客人，要单独为他准备牙刷，千万不要以为混用一两次没有关系，就放松警惕了。

7. 乳牙蛀了会有什么后果

当我们告诉小朋友的爸爸妈妈：你们家宝宝有颗蛀牙，需要补一下。很多家长第一反应就是："是不是要换的牙？"许多人都认为，反正乳牙是要换的，补了也白补，蛀了掉了，新牙长出来不更好？也有些家长对换牙不是很了解，以为小朋友6～7岁开始就全部换完了，所以对4～5岁时小朋友嘴里的蛀牙就不十分在意，导致小朋友刚上小学，牙齿就所剩无几了。乳牙蛀了真的可以不管吗？

乳牙从宝宝6～7个月开始萌出，一直到12岁左右换牙完毕，一直陪伴宝宝成长，那么，乳牙蛀了会有什么后果呢？

（1）影响咀嚼：俗话说牙好胃口就好，吃嘛嘛香。一口好乳牙对小朋友进食，摄取营养是十分重要的。很多小朋友因为蛀牙，一吃就痛，完全不能好好吃饭或者过早地失去了乳磨牙，吃饭只能囫囵吞枣。长此以往，小朋友营养摄入就不能保证，咀嚼不充分还容易导致消化不良、肠胃不适，快乐的童年从此失去了吃东西的乐趣。

（2）影响美观：小朋友的笑本来是最天真无邪的。但是如果前牙蛀了，一笑起来露出满口黑黑黄黄的牙齿，特别是因此而经常被取笑的小朋友，往往不敢开口笑，久了会产生自卑感，缺乏自信，影响孩子的心理健康。另外，单侧蛀牙的小朋友常常因为疼痛不敢用蛀牙吃饭，长此以往，这一侧的骨头发育就会受影响，可能导致面部发育不对称。

（3）影响发音：特别是门牙因为龋坏，过早缺失，就会导致小朋友说话“漏风”，口齿不清。

（4）影响恒牙：一方面，因为蛀牙，小朋友口腔内食物残渣等脏东西不容易清洁干净，口腔卫生差，换句话说，整个口腔是一个容易蛀牙的环境，所以新长出来的恒牙就容易蛀牙。另一方面，每个乳牙下方都有一个恒牙在生长，等到乳牙瓜熟蒂落时，恒牙就会在乳牙原来的位置萌出。但是，一旦乳牙被蛀深了，引起下方牙槽骨的炎症，就有可能影响恒牙的发育，导致恒牙萌出后畸形、发育不良。也可能乳牙因为严重蛀牙过早的脱落，就会影响以后恒牙的萌出，导致恒牙不能萌出，或者萌出后排列不整齐等。

(5)影响全身健康：乳牙蛀牙如果长期不处理，特别是发展到牙龈长包、流脓仍然不管不顾，那么在局部就形成了一个病灶。研究发现这些病灶可能引起一些严重的全身疾病，如肾炎、风湿病、血小板减少性紫癜等。

所以，乳牙蛀牙不仅让宝宝受尽牙痛、牙龈长包化脓、不能好好吃饭的痛苦，还有很多可能影响宝宝今后健康的后遗症，可以说乳牙蛀牙带来的危害比恒牙蛀牙还大，因此我们也要像爱护我们的眼睛一样好好爱护我们的乳牙，而不仅仅是恒牙。

8. 蛀牙要尽早治疗

很多家长虽然模糊地知道乳牙蛀牙应该治疗，但是因为觉得去医院麻烦，如果去医院还引起小朋友不必要的害怕、哭闹，甚至心理上的恐惧。所以经常问：我们宝宝虽然有蛀牙，但是吃饭也没很大影响，而且也不痛，能不能先拖着，等到真的痛起来了再补呢？能不能吃点什么药物控制一下？

一旦形成蛀牙，目前为止还没有发现单纯依靠药物能制止它的进一步发展，蛀牙是一个长期积累的过程，时间越长越严重。而且蛀牙和身上其他伤口不同，一旦牙齿发生了缺损或者形成了“洞”，它不会自己重新愈合了，只能用人工材料填补起来，而且越早填补越好。

首先，蛀牙刚开始可能只是牙齿表面的一点脱矿变色，此时只要使用一些局部药物就能阻止它的进一步发展。如果没有及时处理，那么接下来就会进一步发展形成牙洞，开始可能只是感觉食物嵌塞，如果这时还没有及时处理，那么塞在牙洞中的食物越来越多，经过细菌的作用，牙洞就会越来越大，到后来吃饭的时候只要食物一掉进去，小朋友就开始痛得哇哇叫，饭也就吃不好了。如果这时还是不加理会，那么接下来蛀牙就会波及牙神经，这个时候就会发生牙痛、发炎、长脓包、牙齿松动，严重的还会导致面部肿胀、发热等。如果再不处理，蛀到后来就会导致我们前面所说的种种危害了。

其次，我们前面说过乳牙和恒牙不一样，乳牙矿化程度低，而且比恒牙要薄，一旦蛀牙发生，进展迅速，特别是前后两个牙齿牙缝部位的蛀牙很快就会波及牙神经。对于只是一个小牙洞的蛀牙，治疗的时候只需要清除干净腐坏的组织填补起来就可以了，一次就可以完成，时间短，只有一点酸痛，小朋友一般都可以忍受。而如果蛀牙已经波及牙神经，就要做“杀神经”的治疗，不仅耗时长，费用大，而且有些牙齿治疗的时候会有疼痛，甚至需要注射麻药等。相对而言，小朋友接受起来也要困难一点儿。

所以，无论从蛀牙的危害还是治疗的时间、精力、费用和治疗的痛苦程度来说，乳牙蛀牙不仅要治疗，而且越早越好！

9. 宝宝治疗牙齿时家长要做些什么

宝宝第一次去医院看牙，对稍已懂事的幼儿来说，是一件新奇而又害怕的事，对家长来说，也有不少顾虑，一怕孩子痛，二怕孩子不肯配合。孩子在第一次接受牙科治疗时，所接触的事物和个人的感受，在脑海里都会留下深刻的印象，所以第一次看牙成功，以后的治疗就容易得多。为配合好治疗，家长应配合医生做些工作。

告诉宝宝看牙的医生是最心疼孩子的，他们对宝宝的痛苦非常体贴关心，都愿意给孩子好好治病，治好了牙齿再也不痛，把窟窿填补上，就可以好好地吃东西了。

鼓励孩子要在一起看牙的小朋友中作出好的榜样，要听医生的话，要张大嘴，配合大夫治疗。

家长可把自己的治牙体会，从积极的方面讲给孩子听，以便解除孩子的顾虑，消除恐惧心理。切勿把自己的疑虑显露出来，影响孩子治牙信心。家长的态度对于孩子会有非常大的影响，不要在孩子面前表现出你的紧张、焦虑。如果家长自己对看牙精神紧张，顾虑重重，若在旁陪同，这种情绪，以及他们向医生不时提出一些"能不能不钻牙、疼不疼、会不会出血"等疑问，反而影响儿童的治疗信心，起到适得其反的作用。如果家长控制不了自己的紧张，可换一个人陪同宝宝看牙。

家长要在孩子治疗前、治疗中和治疗后不断鼓励孩子配合治疗的行为。口腔治疗对多数孩子来说是一个新鲜事物，不可否认治疗中会有各种刺激，包括轻微的疼痛、声音、恶心等，对多数孩子来说，通过医生的行为诱导他们是能承受并配合治疗的。一方面，治疗前家长不要刻意隐瞒治疗中可能出现的各种不适，这样做只会给孩子不切实际的预期，削弱他们应对治疗的能力；相反，家长可以向孩子说明检查治疗的意义，提高孩子自主配合治疗的愿望。另一方面，家长对孩子的配合行为应该予以及时的表扬和鼓励。

儿童口腔健康的维护是一个长期持续的过程，在一个疗程结束后，还需要按医生要求定期复查，以便做到对牙齿疾病的"早期发现，早期治疗"。

10. 宝宝蛀牙也会脸肿

宝宝牙齿痛了好几天了，家长并没有引起重视，有一天早上起来发现宝宝脸也肿了，赶紧去隔壁诊所打针输液，结果肿没见消退，反而越来越痛，连眼睑也又红又肿。这才匆匆忙忙来到了医院，医生说这是蛀牙引起的，去看牙医吧。几经波折，经牙医一检查，说需要先治疗牙齿。家长将信将疑，不过宝宝牙齿前几天确实有痛，那就试试看吧。没想到早上牙齿刚钻开，到晚上脸肿就消了很多，太神奇了！

这就是由于蛀牙引起的脸肿，多见于3～6岁的幼儿。因为蛀牙没有及时治疗，牙根发炎，向宝宝疏松的面部组织扩散，引起脸肿。肿的位置与蛀牙的位置相对应，如果是上门牙引起的一般是上嘴唇肿，后面牙齿引起的就是脸颊肿，上面牙齿引起的脸肿较严重的还会引起下眼睑肿。

如果早期龋齿未能及时治疗，出现长脓包、脸肿的，要尽早到医院处理，缓解疼痛。第一次就诊时医生首先会钻开牙齿，让脓液排出，缓解炎症，并根据严重程度给宝宝开抗生素，等症状缓解后还需复诊2～3次，进行彻底治疗，防止炎症再度发生。

11. 治疗乳牙也可以杀牙神经

临床上，口腔医生为彻底治好孩子们的牙痛，需要采用根管治疗，其第一个步骤是牙神经的“失活”，俗称“杀神经”。很多家长听到医生的这个建议会很紧张：“乳牙可以杀牙神经吗？会不会对以后的换牙产生影响？”

前面已经讲过，每个牙齿都是由独立的牙胚发育而来。每个牙齿都有神经和血管，即牙髓，一个牙齿牙髓的损伤不会影响到另一个牙齿的神经，更不会影响到其他牙齿的发育。所以通常情况下，乳牙牙髓病和牙髓的处理不会影响到继承恒牙。相反，当患牙未经及时治疗，坏死的牙髓发展成根尖周炎症，出现反复长脓包、脸肿，感染在牙槽骨骨内继续扩散，才有可能影响到继承恒牙胚的发育，使其出现釉质发育不全、龋损，甚至恒牙胚停止发育等。这是由于炎症引起，而非“杀神经”引起。

“乳牙杀神经”，是根管治疗的第一步。乳牙“杀神经”治疗的孩子在封药后 2 周左右需回医院复诊，这个时候牙神经已经“杀死”，没有活力，看牙不会疼痛，医生就可以把这些杀死的牙神经、细菌、杂质统统清理干净，最后用专门的材料补好牙齿。这些专门的材料在换牙的时候不会造成任何不良影响，所以乳牙“杀神经”不会影响继承的恒牙。相反，如果不及时处理，病变延续至恒牙胚，会对以后换的新牙带来不可逆性的伤害。

12. 孩子牙龈长脓包不是上火

有的孩子牙龈上长白色脓包，大人误以为是小孩子上火了，有的家长甚至私自挑破脓包，喷西瓜霜，吃降火的中药或消炎药等。家长的这些做法很危险，不但脓包易反复发作，给孩子带来不必要的痛苦，而且可能会引起感染扩散。其实，绝大多数的牙龈长脓包，不是因为上火，而是牙齿的问题。临床上这个病叫做慢性根尖周病。

乳牙根尖周病是指牙齿和围绕牙齿根部的软硬组织的炎症性疾病。乳牙慢性根尖周病绝大多数是由牙神经病变或牙神经感染未经及时的治疗迁延而来的。蛀牙里的细菌感染牙神经后，会通过牙根的根尖部的小孔（此小孔是牙髓与身体相连的通道）到达根尖周围组织。如果不治疗，炎症物质不能通过牙齿排出，越积越多，就会对周围的牙槽骨和黏膜逐层突破，这就形成了牙龈脓肿或瘘道。同时，炎症导致根周的牙槽骨吸收，患牙牙根和根尖因失去骨的支撑作用而发生不同程度的松动。因此，临床上一颗牙龈长脓包的病牙，一般具有以下几个特点：牙齿有蛀牙；牙齿有松动或明显松动；一般无明显的不适感或只有咬东西时不适，等到慢性炎症急性发作时，才出现剧烈疼痛。

既然这个脓包不是因为上火引起，那么就要及时治疗蛀牙，而不是盲目地吃降火药，甚至不当回事。通过治疗，牙齿根尖周围组织会逐渐痊愈，牙龈上的脓包和瘘管也会随之慢慢消失。治愈后的乳牙可继续发挥咀嚼功能，引导继承恒牙在乳牙的位置正确地长出来，并保存继承恒牙萌出所需的位置，防止将来萌出的恒牙的间隙变小而造成恒牙的牙列拥挤。

13. 牙痛牙肿只吃消炎药不管用

大家知道，孩子牙痛是牙齿的牙髓病和根尖周病的重要特征，而牙肿是牙齿根尖周病的特征性表现。儿童的牙齿易患蛀牙，且蛀牙速度快。早期和中期牙体破坏仅限于表面，孩子没有疼痛症状或者对冷热酸甜的食物刺激敏感，刺激去除后，不适感即可消除。此时的蛀牙常常被忽视。晚期蛀牙越来越深，此时牙齿遇到冷热酸甜刺激可诱发持续性跳痛或不适感，特别是当有较坚硬的食物卡到龋洞时，因龋洞深，牙神经上的硬组织已变得很薄，食物可压迫神经组织，使牙神经内部压力骤然增加，产生剧烈疼痛。但这种疼痛在刺激去除后即可恢复。当龋损进一步加大，累及牙神经时，发展成牙髓炎和根尖周炎，就会产生剧烈的自发性疼痛，夜间痛和咀嚼痛，且根尖周炎时还会引起牙龈肿痛。此时的疼痛与单纯蛀牙时的疼痛相比，具有阵发性和自发性，疼痛持续的时间也较后者长，孩子往往疼痛难忍。这时如果家长没有将孩子及时带到医院治疗，仅给孩子吃消炎药，不但效果差，而且还会延误孩子的病情。

因为牙齿是人体一个特殊的器官，大部分是由硬组织组成的，中间空腔内牙髓的血运和营养供给仅靠狭小的根尖孔。当牙齿炎症感染时，口服或静脉滴注的抗生素无法在短期内达到炎症所在部位，故很多牙髓炎的患者吃完消炎药之后牙痛并不能缓解。虽然根尖周病的患者吃药后牙痛、牙肿会好转，但是由于病灶始终存在，一停药牙齿很可能再发生肿痛。且孩子的自身特点限制了很多药物的使用，如盲目使用消炎药还可能带来严重的不良反应。

龋病只有通过手术的方法彻底磨除、切割龋损的腐质，严密充填牙体缺损，才能彻底解决龋病带来的疼痛和不适感。牙髓炎和根尖周炎亦是如此，必须通过根管治疗术彻底清理感染物质，进行修复治疗，牙髓炎和根尖周炎带来的疼痛、肿胀才能得到彻底的根治。

14. 为什么看好一颗牙要那么多次

丁丁嘴里的一颗大牙一直有个黑点，最近那颗牙齿痛起来了，丁丁妈妈这才发现原来那个黑点不知什么时候已经变成了一个大窟窿。妈妈带着丁丁来到医院，口腔医生用牙科钻在丁丁嘴巴里弄了几下，丁丁一下子就觉得不怎么痛了。医生叮嘱丁丁妈妈说，第一次治疗是缓解症状，还要来好几趟才能彻底看好。丁丁和妈妈很不理解为什么看好一颗牙要那么多次？

其实如果蛀牙不深，没有疼痛等症状，一颗牙齿也只需要一次就可治疗好。但因为有些宝宝牙齿神经不敏感，已经很深的蛀牙也可能没有疼痛。医生将龋坏的牙齿组织完全磨除以后，可能已经到达牙神经，此时就需要将神经处理掉，做根管治疗术。

如果宝宝已经出现“自发痛”、“夜间痛”或者“咬合痛”时，提示我们牙齿已经有牙髓炎或者根尖周炎。这时病牙的治疗就会变得更复杂。首先，我们要打开封闭或相对封闭的牙髓腔，降低髓腔内压力，待患者疼痛减轻后，再放“杀神经”药；再次复诊时去除感染的神经，彻底清洁牙髓腔和根管系统，并放上杀菌消毒药；最后，采用一种具有长期抗炎作用根管充填药充填牙髓腔，填充材料修复牙齿。采用药物代替原牙神经的牙齿，缺乏营养供给，牙体会变脆，因此最好再做牙冠将牙齿保护起来，防止牙劈裂（乳牙酌情采用冠保护）。至此，一颗乳牙的治疗才算彻底完成。

看好一颗深的蛀牙，前前后后加起来就需要2～3次了。所以，这里我们就要再次强调，牙齿有问题一定要早治疗哦！

15. 看牙时拍X线片对小孩会不会有影响

在牙科检查牙齿的时候，医生经常会建议小朋友去拍X线片。但是由于在大多数人的认识中X线片常常和辐射联系在一起，所以一听到拍X线片就会不由自主地产生排斥。更何况，牙齿是长在嘴里，所以很多爸爸妈妈会担心小孩拍X线片产生的辐射会不会对身体有坏处？甚至会不会影响智力发育？能不拍吗？其实这种担心是多余的。

那么，为什么有的时候一定要拍X线片呢？我们知道牙齿暴露在口腔中，我们能看到的只有牙冠部分，而且只有牙冠表面，但是X线片可以透过人体的软组织、牙齿、骨骼，帮助我们看到骨骼的结构、牙齿的内部结构、包埋在骨骼里的牙根、还没有长出来的牙胚的发育程度等，而这些是肉眼无法看到的。通过这些信息，医生可以判断分析小朋友骨骼和牙齿的生长发育状况，蛀牙的程度，牙齿萌发的情况，有没有牙根尖部的病变或者外伤牙齿的受伤情形等，然后才能根据结果更好地选择最佳的治疗方法，预计治疗时间，从而得到最好的治疗效果。

至于拍X线片会不会影响智力发育，答案当然是否定的。首先，每一台X线机在投入使用之前都经过严格的辐射检验，而且随着科学技术的进步，目前的X线机，特别是数字X线机产生的辐射都特别低。研究显示，一张小牙片的辐射量还不如在沙滩上晒一个上午日光浴来得多。所以，拍X线片和看电视，使用手机、电脑一样，辐射是有的，但辐射的量相当低，肯定是可以安全放心地去拍的。

16. 乳牙补好了能用多久

现在越来越多的家长开始认识到儿童乳牙龋齿不仅给儿童带来痛苦，造成牙齿永久性损害，而且还会影响继承恒牙健康、发音和颌面部发育等。孩子们的龋齿、牙髓病和根尖周病等治疗结束后，家长们常常会问医生，“补好的牙能用多久？”

补好的牙的使用寿命与牙齿龋损的严重程度、制备的洞形、补牙后是否过早进食、儿童的口腔卫生习惯和饮食习惯都有关系。龋齿在早期没有明显的自觉症状，不易被发现，此时龋损的程度不深，牙体组织破坏范围小。如果病牙能及时发现、早期治疗，此时去除的龋损腐质少，手术磨除牙体组织少，制备的洞形好，充填的材料就能比较牢固，补好的材料的使用时间也相应延长。相反，如果龋齿早期没有及时的治疗，到后期蛀牙深了，造成大面积牙体缺损，损害到牙髓和牙根的时候，相应的治疗也会变得复杂和痛苦，而且有的牙齿因为去尽龋后牙体严重残缺，无法起到对补牙材料的良好“卡抱”作用，补牙后，充填材料易脱落。同理，龋损程度相当的乳磨牙和乳前牙，前者的补牙效果好于后者。

其次，牙齿补好之后，医生都会交代进食的注意事项，家长应对孩子进行督促。例如，有些材料要24小时才能彻底硬固，那么如果过早进行咀嚼，会使材料变形，导致充填材料与牙齿之间容易产生微渗漏、折裂，甚至脱落。

最后，口腔卫生习惯和饮食习惯也至关重要。如果孩子平时口腔卫生环境差，那么乳牙牙面和牙缝里堆积的食物残渣里的细菌会迅速繁殖，侵害孩子的牙齿。加上孩子喜食甜食、软食，更增加了补好的牙又患龋的几率，从而造成充填物脱落。

总之，乳牙补好后不是万事大吉，一劳永逸的。儿童日常生活中要养成定时看牙医的良好习惯，补好的牙齿要小心呵护，补牙材料脱落者要及时复诊，争取孩子的每一颗乳牙都能健健康康地坚守到正常换恒牙的时候。

17. 乳牙修补不会影响换牙

临床很多家长会向医生咨询：乳牙补好后会影响换牙吗？乳牙补了还会不会脱落？换牙的时候恒牙还能长得出来吗？

首先，乳牙修补，不会影响换牙，而且有益无害。其次，要回答这个问题，我们先了解乳牙换牙是怎样的一个过程。

换牙是一个自然的生理过程，而乳牙的牙根也是人体内惟一能生理性吸收、消失的硬组织。宝宝到了换牙的年龄，乳牙下面的恒牙逐步发育完成，并开始向上长出，对乳牙的牙根产生压迫，乳牙根就会慢慢吸收，直至消失、牙齿松动或脱落。

我们再来说补牙。普通的蛀牙，口腔医生在去除龋坏的牙体组织后，充填材料会直接黏附在牙冠上面，那么牙齿脱落的时候，充填材料也就随着牙齿一起脱落了。如果蛀牙比较深，处理过“牙神经”的牙齿，医生会先用特殊材料把原来住着“牙神经”的牙根补起来，再在上面用普通补牙的材料一层层恢复乳牙的外形。这种特殊“补牙根”的材料也是可以自行吸收的，也就是说，在乳牙牙根吸收的过程中，这些补在牙根里面的材料也和牙根一起慢慢消失了，乳牙也就脱落了。所以，这些材料都不会干扰孩子正常的换牙。

反之，如果蛀牙不补，就会出现我们前面介绍的影响恒牙发育，引起萌出异常，导致牙列不齐等种种危害。总之一句话，乳牙补牙非但不会影响孩子正常换牙，反而保证了孩子的正常换牙。

（潘央央　王晓飞　周巧娟）

五、关键的“六龄牙”

1.“六龄牙”长出来就不换了

10岁的浩浩在妈妈的陪同下来看牙齿，说是后面的大牙蛀了一个大洞，以前只是吃东西的时候食物塞在里面觉得不舒服，但是近段时间那颗牙痛起来了，并且有时候不吃东西的时候也痛。经医生检查，是右下六龄牙的龋坏引起的牙髓炎。于是，医生告知家长这是恒牙，需要及时治疗。浩浩的妈妈说：“我儿子的这颗牙齿还没有换过呢，怎么是恒牙？医生您是不是弄错了啊？”经过医生的详细解释，浩浩的妈妈才明白，“原来是这样的啊，我还以为是乳牙要换的，一直也没有带他过来看，他最近总是叫痛才过来，准备能补就补，不能补就拔掉的。”

其实在日常生活中，像浩浩的妈妈这样误将六龄牙当成乳牙，不加重视的情况是非常普遍的，这主要是家长对六龄牙知识缺乏了解导致的。实际上，六龄牙是恒牙，一经萌出是终生不会再换的，也是咀嚼功能最强的牙齿，将陪伴人的一生。

“六龄牙”是人一生中最早长出的恒磨牙，即第一恒磨牙。每个人上下左右各一颗，共 4 颗。一般情况下，第一恒磨牙在 6 周岁左右萌出，故俗称“六龄牙”。六龄牙牙冠最大，牙尖最多，咀嚼面积最宽。它是从宝宝乳磨牙的最后面直接萌出，不替换任何乳牙。如果家长不太清楚，可以仔细数一下宝宝的牙齿，是不是超过了原来的 20 颗，从正中第一个门牙往后数，第六个就是“六龄牙”，比乳牙要大，还是比较容易区分的。宝宝如果定期检查口腔，在宝宝 6 岁左右，医生都会提醒家长，宣教相关的知识。

2.“六龄牙”的重要性

知道了“六龄牙”是不会再换的恒牙，现在让我们来了解一下“六龄牙”的重要性。

“六龄牙”是最早萌出的恒磨牙，之后相继萌出的其他恒牙都根据他的位置依次排列。所以，对于保护上下殆的关系位置起着重要的作用，故将其称作咬合的锁钥，是诊断牙殆畸形的依据。“六龄牙”过早龋坏或被误拔，可能会造成咬合关系紊乱；乳磨牙早失的儿童，“六龄牙”萌出位置可能会前移，造成牙齿排列拥挤。

六龄牙的牙冠最大，牙根长且分叉，是最强壮的多根牙，能发挥强有力的咀嚼功能，六龄牙的咀嚼效能约占我们全部咀嚼效能的 30%。所以，它是一颗很有力量的牙齿，不愧是牙列中的“中坚力量”。由于它和其他牙齿的咀嚼运动，才促使儿童颌面骨骼和肌肉的协调发育，使儿童颜面端庄匀称。

由此可见，六龄牙对于儿童是多么的重要。一方面，我们应知道它是孩子 6 岁左右萌出的恒牙，是不会被替换的牙齿；另一方面，我们应注意保护它，让儿童养成良好的口腔卫生习惯和健康的饮食习惯，定期检查，发现龋坏，及时治疗。

3.“六龄牙”一不小心就被蛀了

根据第三次全国口腔流行病调查结果显示，12 岁儿童恒牙龋病的患病率为 28.9%，其中 90%发生在六龄牙！“六龄牙”蛀牙的比例为何如此之高？

“六龄牙”萌出时间较早，此时很多孩子都没有良好的口腔卫生习惯，口腔卫生较差，加之在这个年龄段的孩子又特别喜欢吃糖和其他精制的含糖食品，饮用高糖饮料，而刚萌出时的“六龄牙”表面牙釉质矿化还不成熟，致使六龄牙很容易受到损害。家长如果不注意，也没有带孩子定期做口腔检查的习惯，等到孩子牙痛时才去就医，此时情况往往都比较严重！就诊时，多数已不再是单纯的龋齿，可能已经发展到牙髓炎，治疗时需抽掉牙髓，经治疗后，失去活力的六龄牙虽能行使功能，但脆性较大，随时都有遭到继续破坏的危险。有的在不正规的诊所治疗，拔除了尚有治疗可能的六龄牙，使咀嚼功能大为下降，牙齿磨碎食物的能力受到影响，影响营养的吸收，进而不利身体健康。同时会不利于颌面骨骼的发育，影响面型的匀称。

所以，家长们一定要有意识地培养宝宝良好的口腔卫生习惯，不要让“六龄牙”一不小心就蛀了。

4. 给“六龄牙”穿上保护衣——窝沟封闭

前面给大家介绍了“六龄牙”及其重要性，有些家长可能会问，这么重要的牙齿，除了刷牙和注意饮食外，有没有更有效的保护方法呢？目前，应用最广泛、效果最好的方法就是窝沟封闭。

“六龄牙”的表面有许多窝沟点隙，凹凸不平，容易聚集食物残渣和各种细菌，且很难彻底清洁。同时由于六龄牙刚萌出时，表面的釉质矿化还不成熟，而且儿童很少主动注意口腔卫生，正确刷牙的能力较差，久而久之，聚集在窝沟里的细菌就利用食物残渣发酵产酸，腐蚀了六龄牙。研究表明，做过窝沟封闭的牙齿患龋率明显低于未做过窝沟封闭的牙齿。因此，给牙齿做窝沟封闭是一种防龋的有效方法。

窝沟封闭就是在牙齿表面涂上一层高分子材料，封闭窝沟点隙，形成一种屏障，阻挡食物残渣进入窝沟，使窝沟内的细菌断绝营养来源，同时有利于彻底清洁，可以很好地防止蛀牙。窝沟封闭特别适合牙齿窝沟深或者容易蛀牙的小朋友。一般儿童在6～8岁时，六龄牙全部萌出，表面没有牙龈覆盖，且没有蛀牙时进行窝沟封闭的效果最好。进行窝沟封闭不需要磨除牙体组织，对牙齿没有损伤，没有痛苦，费用低，操作简单，耗时少，其远期效益远远大于未进行窝沟封闭的牙齿。

但是，并非做了窝沟封闭就高枕无忧了。窝沟封闭后，理论上仍然有患龋齿的可能。因为窝沟封闭有一定的脱落率，在操作过程中有的孩子口水多，可能使涂层不牢固，易脱落。再者，窝沟封闭只是将牙齿的咬合面保护了，牙齿与牙齿之间的邻接面，甚至其他光滑的表面还是有可能会患龋。家长应经常观察孩子的牙齿，如果发现问题要及时看牙医。同时注意养成勤刷牙、正确刷牙、少吃甜食和黏性大的食物等良好口腔卫生习惯。定期3～6个月去正规的口腔医疗机构或牙科诊所检查牙齿，做到防患于未然，因为牙病越早治疗效果越好。

（梅丽琴　夏　鹍）

六、宝宝口腔的其他问题

1. 宝宝经常流口水

细心的爸爸妈妈会发现，4～5个月大的宝宝经常会流口水，以前粉嫩的小下巴，现在每天都是黏黏的、湿湿的。那么，宝宝经常流口水正常吗？不用担心，宝宝流口水是一种正常的生理现象，也就是所谓的“生理性流涎”。只要了解宝宝为什么会不停地流口水，相信年轻的爸爸妈妈们就不会烦恼了。

口水，也就是唾液，是我们口腔分泌的一种正常的“消化液”，口水能帮助我们湿润并清洁口腔，保护牙齿，对食物也有一定的消化作用。正常的成年人每天会分泌1 000～1 500毫升的唾液，但我们会通过吞咽动作进行调节，口水增多就会吞下，一般不会流出来。

随着宝宝身体的发育、食物的刺激，宝宝的唾液也开始逐渐地比新生儿时期增加，但和我们成年人相比，宝宝的口腔小而浅，而且还没有吞咽大量唾液的习惯，因此只要口水聚集多了，就会流出来。6～7个月大的宝宝，开始长第一颗牙齿，乳牙萌出时，会刺激神经，引起唾液分泌量增加。有经验的长辈看到宝宝流口水了会很高兴，因为宝宝要长牙了。还有一些宝宝喜欢将手指头、玩具等放入嘴里吮吸，这样也会刺激口水的分泌，导致口水增多。

爸爸妈妈可能还会问，宝宝的口水要流到什么时候才会停呢？随着宝宝的生长发育，肌肉运动能力增强，能逐渐有效地控制吞咽动作，流口水会逐渐减少直至停止。每个宝宝生长发育情况不同，发育较快的宝宝一般 1 岁半时就会停止流口水了，大部分孩子也会在 2 岁之前停止。

虽然宝宝流口水是一种正常的生理现象，但口水会很容易对宝宝娇嫩的皮肤造成损伤，导致湿疹等皮肤问题。因此，爸爸妈妈们应该准备好柔软的手帕，随时为宝宝拭干口水，保护好下巴和颈部的皮肤。最好给宝宝围上围嘴，防止口水弄脏衣服。

此外，要提醒爸爸妈妈们，如果有以下几种情况出现，请特别注意了，最好能带宝宝去看医生：①新生儿宝宝口水明显比其他宝宝多，而且喂养困难。②宝宝口水持续不断地流，吸奶或喝水时吮吸力差，而且平时也显得全身软弱无力，运动发育比其他宝宝慢。③宝宝口水比平时更多，突然不喜欢吃东西了。④宝宝口水比平时更多或黄黄的，还伴有发热，嘴唇、口角或嘴巴周围出现小水疱，牙龈发红或出血。

2. 宝宝长鹅口疮了

医院里经常会有年轻的爸爸妈妈抱着小宝宝来就诊："医生，我宝宝嘴巴里长白白的膜"，"我给宝宝擦了药，好了，过几天又长起来了"，"宝宝长这个东西，会不会有其他影响啊？"这些宝宝多半是得了"鹅口疮"。

鹅口疮是由一种叫做白色念珠菌的真菌引起的口腔黏膜感染，也就是"雪口"，医学上称为"念珠菌病"。

其实，在正常人的口腔、皮肤、阴道中均有这种白色念珠菌的存在，但我们人类的血清中有抵抗这种真菌的成分，抵抗力好时一般不会发病。而新生儿、婴儿体内这种成分很低，出生后6～12个月才能达到成年人的水平，所以新生儿和6个月内的婴儿最容易得鹅口疮，2岁以内的宝宝也比较常见。如果遇到以下情况则更容易被感染：①妈妈在怀孕期间，阴道感染白色念珠菌的几率也明显增高，那么分娩时新生儿宝宝就很可能被感染。②乳头或奶嘴等哺乳用具被白色念珠菌感染。③衣物、玩具，甚至食物被白色念珠菌感染。有些宝宝在6～7个月开始长牙时，牙床有胀痛感，宝宝会爱咬手指、玩具，这样就很容易把真菌带入口腔，引起感染。④有些宝宝在幼儿园集体生活当中，被别的宝宝传染。⑤个别宝宝抵抗力不好或长期服用抗生素，造成细菌平衡被打破，真菌就乘虚而入，造成感染。

如果发现宝宝的口腔黏膜上，如上下嘴唇或腮帮子内侧出现乳白色的膜，微微高起，形似奶斑，没有疼痛，而且用棉签轻擦，不易擦掉，但稍微用力能擦掉，会发现下面的黏膜有充血、特别红。如果有这些症状，基本就能判断宝宝是患了“鹅口疮”。症状较轻的，可能只能见到斑斑点点散在的凝乳状白色膜，宝宝也没有任何不舒服的表现，粗心的妈妈会误以为是奶斑。严重时不仅口腔嘴唇，咽喉部也会出现白白厚厚的膜，这时候的宝宝会表现出烦躁不安、胃口不好、哺乳困难、啼哭，有时还伴有低热。

3. 宝宝得了“鹅口疮”该怎么办

“鹅口疮”一般以局部用药治疗为主，可以用小苏打溶液（浓度控制在2%～4%），在哺乳前后擦洗宝宝的口腔。也可以到医院购买制霉菌素，压碎与鱼肝油或开塞露混合，用于擦洗。每隔3小时左右擦拭一次，最好是在喂奶后涂擦。需要特别提醒的是，用药时间一定要足够，在白色的膜消失后，还应坚持用药1～2周，以防止复发。除了给宝宝擦药，母乳喂养的妈妈还要用同样的方法清洗乳头，以免重复感染。有长期使用抗生素的应该及时停用抗生素。如果病情较重的应该及时去医院就诊。

“鹅口疮”还是要以预防为主：阴道有真菌病的妈妈在生宝宝之前就应该积极治疗，切断传染途径。宝宝用的奶瓶、奶嘴、餐具等要清洁干净，并蒸煮10～15分钟。哺乳期的妈妈要保证乳头的清洁，喂奶前用温水清洗乳头，并要勤洗澡、换内衣。宝宝的被褥，衣物要勤洗，在太阳下晾晒。玩具也要清洗、消毒。同时还要注意增强宝宝的抵抗力。

4. 宝宝嘴巴怎么会破了

平日里看到奶瓶就手舞足蹈的宝宝突然就对奶瓶失去了兴趣，喂奶的时候两只手一直想把奶瓶推出去，其他东西也不爱吃了，口水比平时多了，晚上睡觉也不安稳。连续几天，宝宝日渐消瘦，很让人揪心啊。终于有一天，在宝宝张大嘴巴哭的时候，发现了罪魁祸首：宝宝上腭部有个圆圆的小伤口，这是怎么回事啊？

这就是所谓的“贝氏口疮”，是一种由于创伤造成的溃疡。因为宝宝的上腭黏膜比较薄，常常会因为吸吮拇指、玩具甚至橡胶奶嘴的摩擦或在妈妈们护理宝宝口腔时使用纱布擦洗不当，造成上腭黏膜损伤。一般为圆形或椭圆形，就像我们平时所说的溃疡。

在这种情况下，妈妈们首先应改变喂食的方式，先用调羹喂奶或改用母乳。给宝宝喝的奶和水也不要太烫，以温凉为主，因为口腔里有伤口的情况下，喝较热的会加重痛感。最好能到医院开一支口腔喷雾剂，喷在口腔的伤口上，促进伤口愈合。

其次，还要找到原因，去除刺激因素。如果是由于玩具或宝宝吸吮手指造成的，则比较简单，防止宝宝再将手指或玩具放进嘴里；如果找不到其他原因，则要看看喂奶的方法和姿势是不是正确，橡胶乳头是否太硬，如果太硬应该予以更换。喂奶的时候要注意，奶嘴不能伸得太里面，也不能让宝宝吸得很吃力。

5. 宝宝舌头下面那根“筋”是不是要剪掉

口腔科门诊每天都会有不少家长抱着宝宝要求剪舌头下面那根“筋”。这些宝宝，有些刚出生，有些刚开始学说话，也有些5岁了还发音不清，还有些是十几岁的中学生。为什么这么多人都要求要剪那根“筋”呢？

医学角度讲，那根“筋”是正常人都有的舌系带，其长度和人的身高一样，因人而异。在胚胎发育的期间，我们的舌头是黏于口腔底部的。随着胎儿的成熟，粘连的胚胎期细胞逐渐吸收，舌头前端逐渐地脱离口腔底部而能自由移动。到出生时，90%以上的新生儿会有一个前端圆钝，可前后上下移动自由的舌头。随着年岁的增长，舌系带会再退缩使舌头的灵活度增加，以备开始讲话。而所谓“舌系带过短”是指一些孩子的舌系带长度过短或者附着并未随发育而降低。

舌系带过短在临床上常表现为舌不能伸出口外，伸舌时舌尖部呈“W”型。舌系带粘连厉害导致舌头无法灵活运动，这在新生儿即可发现。在早期会影响吸奶，其手术矫治应在新生儿期，以免影响到吸食吞咽的顺利进行。严重者会影响舌腭音和卷舌音的清晰度。

据统计，真正有意义的舌粘连并不多，大约占新生儿的万分之五。所谓有意义的“舌粘连”的定义是指因舌系带的关系导致舌头无法伸出嘴唇外。在这万分之五的患者中真正引起讲话口齿不清的却又更少了。我们在长期的临床观察中发现，对绝大多数发音不清，甚至一些舌系带长度略显不足的孩子而言，舌系带的问题都不是造成语音不清的主要原因。不少孩子都做过舌系带过短矫正术，有的甚至做过不止一次手术，但仍然说话不清楚。所以大多数人，都不需要剪那根“筋”，应该根据医生的诊断，而不是盲目地剪。一般而言，遇到以下情况可以考虑对舌系带进行矫正：①新生儿舌系带过短，影响吸奶或者喂奶时妈妈感觉乳头疼痛，可以请医生进行诊断。②下颌乳牙长出后，由于舌系带短，经常摩擦，引起溃疡，要尽早请医生做手术。③舌头不能伸到口腔外面或伸出时舌头呈现“W”形，可以进行手术。如果舌系带手术后仍然发音不清，要及时复诊，必要时进行语音治疗。④舌系带过短，且发音很清晰，但有时候感觉比较吃力，也可以咨询医生(图 13)。

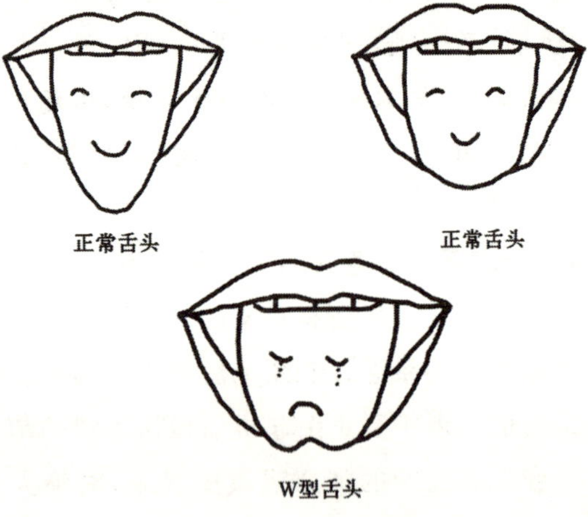

图 13　舌头形态

6. 孩子发音不清要重视

随着我国经济的发展和人们健康意识的提升，越来越多的人开始关注发音的“健康”。由于发音不清到儿童口腔科就诊的人也越来越多。而大多数家长会问：“我家孩子是不是舌头下面有根‘筋’吊着啊？”“朋友说做了手术口齿就清楚了”“我家孩子5岁了还不会说话，是不是舌头有问题？”相信看了前面的文章，这个问题会变成这样了：“我孩子发音不清怎么办？”

现在，我们先来找找发音不清的原因。儿童的语言发展与很多因素有关，智力、听力、语言环境等都会影响宝宝的发音。先天性的腭裂、听力障碍、智力障碍、喉部异常和舌系带过短和牙列有缝隙等都会造成发音不清。但是，更多的发音不清并不属于以上病理性原因，而是由于孩子不良的发音习惯或者缺乏良好的语言环境造成的，而大多数4周岁以下孩子发音不清也是正常的。

可以根据下面的标准（一般过程）对宝宝的语音能力状况进行判断：1～2岁开始学会带d，t，m，n，h的字或词，2～3岁会讲b，p，g，k，x，j，p，f的字词，3～5岁：l，s，sh，r，zh，ch，z，c音开始出现并稳定。一般来讲，3～4岁是儿童词汇量迅速增长阶段；4～

5 岁是儿童语言交往活跃、发音准确阶段;5～6 岁是儿童词汇、句子质量显著提高阶段;6 岁以后讲述内容逐渐丰富,讲述层次也开始明显清晰。根据以上标准,如果一个孩子 4 岁发音还无四声变化,5 岁发音仍不准确,父母就应该提高警惕,带孩子去医院检查是否存在影响语音发展的因素如听觉障碍或语言障碍,并要着手帮助孩子发展正常的语言能力。

值得爸爸妈妈们反思的一点是:有没有为自己的宝宝创造好的语言环境呢?大家对“狼孩”的故事应该不陌生,从小跟狼一起生活长大的狼孩不会讲话,而只会像狼似地引颈长嚎,就是因为缺乏人类语言的刺激。曾经也有打工者带着一对儿女到医院就诊,大的 4 岁,小的 2 岁,都不会说话。询问之后发现,这两个孩子从小就被关在家里,父母每天都忙于打工。我们还发现很多发音不清的孩子是由祖父母带大的或者很小的时候就在不正规的幼儿园全托。也有部分家长对孩子过分地溺爱,孩子失去说话的机会,想吃什么手指一指就喂到嘴里了,有些家长甚至从孩子的眼神就能领会孩子需要什么。这样的情况下,语言也就失去了意义,孩子还需要学说话吗?

有家长会说,我每天都很忙,忙上班,忙家务,还怎么创造语言环境啊,怎么教孩子学说话啊?其实很简单,跟孩子在一起的每时每刻都是教孩子说话的最佳时机。大人可以把日常生活中发生的每一件事情，生动形象的表达给孩子。为孩子念童谣，讲故事，就是说说他正在吃的苹果，都可以刺激宝宝的语言发展。而这些并不是要等到宝宝开口说话之后，应该是越早越好。

7. 宝宝嘴里长溃疡，不肯喝奶

"医生，我宝宝嘴巴烂了，好几天没好好吃了！""宝宝嘴巴很臭，发热好几天了，医生让我带他到口腔科看看。""我家宝宝这几天嘴巴经常流血！""宝宝这几天口水特别多，而且有点味道。"发热，溃疡（嘴巴烂），牙龈出血（嘴巴流血），口水增多，进食困难，这些都是疱疹性龈口炎的表现。

疱疹性龈口炎是由单纯疱疹病毒引起的，属于急性感染性的炎症，6 岁前儿童多见，特别是 6 个月至 3 岁的宝宝更多见。很多宝宝由于接触过这种病毒，抵抗力不好时就会发病。宝宝会表现出口水增加，烦躁，不爱吃东西，发热，有的还会有淋巴结肿大，咽喉疼痛等。这时候看看宝宝的嘴巴可能只能发现牙龈有点发红充血，跟平时的粉红不一样。继续观察就会发现舌头、牙龈或嘴唇周围起水疱，可能是单个的，也可能是一簇一簇的。一般情况下，家长发现的时候水疱已经破了，有点像是溃疡，但形状比较不规则。比较严重的宝宝，整个口腔的黏膜都可能溃疡，表面有白白的膜，嘴巴会有臭味，口水也比平时多，牙龈红肿，一碰就可能会出血。由于疼痛，宝宝进食会有哭闹或者拒绝吃东西。

宝宝发热的时候大多数家长都已经带着宝宝去看医生了，但是医生在不仔细检查宝宝口腔的情况下会误诊，当做一般的发热来治疗。特别是一些小诊所，为了控制宝宝的体温，可能会用上激素，殊不知这样可能会加重宝宝的病情。所以，如果宝宝出现不明原因的发热，口水增多，口腔溃疡，请尽早到正规的医院就诊。医生会开抗病毒冲剂和口腔局部涂搽的药物。

由于疱疹性龈口炎会传染，因此家长应避免宝宝接触其他幼儿，并把宝宝的餐具玩具等消毒。

8. 孩子舌头为什么是花的

看到这个标题有些人会感觉奇怪，花舌头？没见过！有些人可能会笑：这个描述真是形象，我的舌头就有点花。是的，这个问题大人孩子都可能会有哦！医生一般诊断这个为“地图舌”，民间也叫“花舌头”。

“花舌头”其实是一种舌炎。人的舌头表面有几种颗粒状和绒状的结构。数量最多的就是丝状乳头，高只有1～3毫米，覆盖在舌头表面，呈现白色的天鹅绒状，也就是我们平时说的舌苔。“花舌头”是由于部分丝状乳头脱落造成的。一般呈现圆形或椭圆形，但大小不等，形状各异，边缘有一圈灰白色的突起，粗看很像边缘清楚的地图状，所以叫做“地图舌”（图 14）。

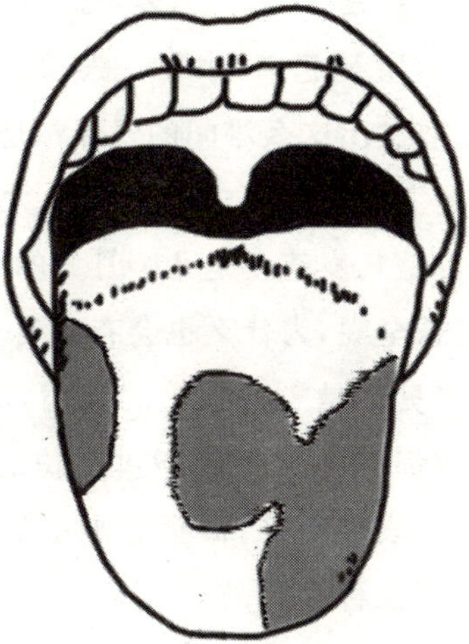

图 14　地图舌

“花舌头”一般没有症状，没有疼痛，也不影响味觉。发病的原因不是很明确，但大多数发生在体质虚弱的儿童。可能与疲劳、营养缺乏、消化不良、长牙、蛀牙等因素有关。这种情况在很多孩子会随着年龄增长而渐渐消失。

“花舌头”本身对孩子影响不大，对于这个问题的治疗，家长们应该找到可能的原因，如孩子是不是有消化不良、挑食等,并积极治疗。把这个可能的原因去除了,舌头也就会正常了。

9. 宝宝口臭

小宝宝越长越大,人见人爱,忍不住捧起小脸蛋亲上一口。宝宝笑起来,小嘴一张,妈妈却皱眉了,怎么小嘴巴散发出这么难闻的气味?是吃了不干净的东西,还是宝宝生病了?几乎每个大人都有过口臭的经历,可是几岁甚至是几个月大的小宝宝,有的牙都还没有长全呢,为什么也会有口臭?

其实,口臭不是一种独立的疾病,口腔和鼻腔、中耳、胃肠道都有通道相连,这些部位的疾病都可能以口臭的形式表现出来,概括起来小宝宝口臭的原因可能有以下几种:

(1)食物的原因:宝宝嘴里有积奶或食物残渣没有及时洗净,食物长时间发酵腐败就会产生难闻的气味。对于这些宝宝,要从小养成重视口腔健康的习惯,做到饭后漱口、早晚刷牙,保持口腔清洁,臭味自然就没有了。另外,有些宝宝偏爱甜食、乳类食品或只吃肉不吃菜。因为食物都是糖分、蛋白质,肠胃道消化完食物后会产生很多氨气,这样也特别容易口臭。对于这些孩子,多吃蔬菜水果,粗细搭配,不挑食,不偏食,少吃甜食,特别是睡前不吃甜食,口臭的情况就会好转。

(2)口腔疾病：宝宝嘴里有很多蛀牙、牙龈发炎或出血、口腔溃疡、咽炎或扁桃体炎也会发生口臭。所以，当发现宝宝有口臭时，妈妈最好带他到医院口腔科做个检查，当病变治愈时，宝宝的口臭也就会自行消失了。

(3)消化不良：饮食不规律，暴饮暴食，胃肠功能紊乱的宝宝常常在嗳气时会闻到酸臭味。所以，要从小养成宝宝良好的喂养习惯，少食多餐。当出现消化不良时，可适当服用一些助消化和胃肠动力药。

(4)其他的一些相关疾病：中耳炎、鼻炎、鼻窦炎、鼻腔内异物、呼吸道的感染等都有可能导致口臭。很多小朋友小时候都喜欢把玩具塞在鼻子里，如果长时间不拿出来，引起鼻腔发炎，就很可能会出现流脓鼻涕、口臭了。所以，当爸爸妈妈发现宝宝口臭的时候除了去口腔科，还应该及时带宝宝到耳鼻喉科排除一下耳鼻喉的疾病。

总之，宝宝口臭重在预防，尤其是简单的刷牙、漱口，可使大部分宝宝口气清新。而妈妈们贵在坚持培养宝宝的良好习惯，发现宝宝小嘴臭臭时，千万不要怠慢，切勿过多服用“清火”的药物，以免延误疾病。

10. 宝宝磨牙

有些孩子晚上睡觉后经常把牙齿磨得格格响，医学上称为夜磨牙症。夜磨牙常常发生在宝宝熟睡的时候，他们自己并不知道，也就无法控制。夜磨牙的病因至今还不十分清楚，一般认为和下面这些原因有关：

(1)寄生虫病：肠道寄生虫，特别是蛔虫，它寄居在宝宝的小肠里，掠夺各种营养物质，分泌毒素，刺激肠胃蠕动，引起磨牙。这在以前被认为是小朋友夜磨牙的祸首，现在随着生活水平的提高，寄生虫引起夜磨牙已经退居次要的位置，不过在低龄儿童，这仍然是夜磨牙症不能忽视的一个重要病因。因此，一旦发现有肠道寄生虫，要在医生的指导下及时进行驱虫治疗。

(2)饮食因素：有些小朋友因为早上要赶时间去幼儿园或学校，所以早餐草草了事，而晚饭因为家长担心孩子营养不够，又喂得特别多，特别饱，有时睡觉前还要吃点夜宵。这样饮食不规律容易引起消化功能紊乱，而且因为晚餐吃得多，睡觉时胃肠内仍积存有食物，胃肠道不得不加班工作，来完成消化吸收的任务。胃部在工作，也会引起面部的咀嚼肌自发性的收缩，牙齿便来回磨动。还有些小朋友有挑食的习惯，营养不均衡，导致钙、磷、各种维生素和微量元素缺乏，引起晚间面部咀嚼肌的不自主收缩，也会导致夜磨牙。所以，小朋友从小就要调整好饮食，荤素搭配，吃一些容易消化、营养丰富的食品，晚饭不能吃得过饱。

(3)心理因素：有些小朋友白天过于疲劳，或者学校功课紧作业多，或者学习不好被爸爸妈妈批评，或者晚上睡觉前玩耍过度，看了很惊险的打斗电视等，这些都会引起小朋友的精神紧张、焦虑，入睡后大脑皮质没有得到完全的休息，部分神经仍处于兴奋状态，从而夜间发生磨牙现象。换句话说，夜磨牙是他们释放精神压力的一种表现。对于这些小朋友，家长要注意给孩子舒适和谐的家庭环境，使其精神放松，尤其在睡觉前1～3小时少看电视，不要做一些紧张激烈的活动，避免过度兴奋。

(4)口腔因素：如果排除了以上所有的原因，小朋友还有磨牙，我们就要关注是不是因为一些口腔疾病，如蛀牙、牙齿排列不齐、咬合关系错乱导致的磨牙。这个时候爸爸妈妈最好带小朋友去请口腔科医生仔细检查一下，如果存在这些问题就要及时纠正。另外，在小朋友8～11岁的时候正处于换牙期间，因为牙龈发痒，很容易产生轻微的磨牙现象，这种轻度磨牙属正常现象，过了这个阶段，一般就会自行消失了。

长时间的夜磨牙不仅会影响小朋友睡眠，而且会使面部过度疲劳，引起肌肉酸痛，容易导致关节问题。更重要的是长期的磨牙，牙齿相互摩擦，可使牙尖磨损变平，牙齿变短，引起牙齿过敏、疼痛等。因此，在夜磨牙消失之前，爸爸妈妈可以带孩子到医院口腔科做一个称为磨牙矫治器的“塑料牙垫”。晚上睡觉时戴在上下牙之间，早晨取下，暂时防止夜间磨牙和保护牙齿。

（周巧娟　潘央央）